van der Waal

**Mundschleimhautbrennen**

Isaac van der Waal

# Mundschleimhautbrennen

## Das Burning-Mouth-Syndrom

Deutsche Übersetzung M. Knöller

Deutscher Ärzte-Verlag
Köln 1992

Professor Isaac van der Waal
Department of Oral and Maxillofacial Surgery and Oral Pathology Free University/ACTA
Amsterdam, Niederlande

Martin Knöller, Zahnarzt
Wildermuthstraße 1, D–7142 Marbach

Mit 16 Farbabbildungen und 14 Tabellen

ISBN 3–7691–4039–7

Die Dosierangaben sind Empfehlungen. Sie müssen dem einzelnen Patienten und seinem Zustand angepaßt werden. Die angegebenen Dosierungen wurden sorgfältig überprüft. Da wir jedoch für die Richtigkeit dieser Angaben keine Gewähr übernehmen können, bitten wir Sie dringend, insbesondere bei seltener verordneten Arzneimitteln, die Dosierungsempfehlungen des Herstellers zu beachten.



Gesamtherstellung: Deutscher Ärzte-Verlag GmbH, Köln

# Inhaltsverzeichnis

# Vorwort

Das Burning-Mouth-Syndrom (BMS) ist für Arzt und Patient ein rätselhafter Zustand.

Wenn das Syndrom nicht als solches erkannt wird, können dem Patienten nachteilige Behandlungen, einschließlich chirurgischer und zahnärzlicher Maßnahmen, zuteil werden, die häufig das Problem erschweren.

Die mögliche ätiologische Rolle psychogener Ursachen des Brennens wird in der Literatur umfassend diskutiert, dies hat jedoch keine stichhaltigen Beweise für eine solche Ursache-Wirkungs-Beziehung erbracht. Deshalb muß der Patient mit BMS-Symptomen vor einer häufig unnötigen und falschen Überweisung zur psychiatrischen Behandlung geschützt werden.

Die Behandlung von Patienten, die an BMS leiden, erfordert Geduld und Verständnis von seiten des Arztes. Durch Einhaltung eines schrittweisen Vorgehens, wie es in diesem Buch beschrieben wird, kann eine Reihe von Patienten erfolgreich behandelt werden, während bei anderen ein unerträglicher Zustand in ein mehr oder weniger akzeptiertes „Damit kann ich leben" umgewandelt wird.

Ich danke Prof. JENS J. PINDBORG für seine wertvollen Beiträge zu diesem Buch.

Isaac van der Waal

# 1 Einleitung

## 1.1 Einleitung und Terminologie

„Morgens fühlt sie sich gut, sie ist fast oder völlig beschwerdefrei (ihre Prothese hat sie nachts nicht getragen), aber am späten Nachmittag nehmen die Beschwerden zu, und abends ist das brennende Gefühl nicht auszuhalten. Schließlich nimmt sie einen Tranquilizer ein und geht zu Bett. Sie klagt über einen schlechten Geschmack im Mund, weshalb sie weniger ißt. Ich hoffe, ich habe die Umstände verständlich dargestellt, und daß dies zum besseren Verständnis der Probleme meiner Mutter beiträgt."

Dieses Zitat stammt aus einem der zahlreichen, recht charakteristischen Patientenbriefe, in diesem Fall von der Tochter einer Patientin, die an einer schriftlichen Umfrage unter Patienten, die an Mundschleimhautbrennen (BMS) leiden, teilnahmen[78]. BMS, das noch näher beschrieben werden muß, scheint tatsächlich den Patienten das Leben vollständig zu verbittern. Ebenso sind Familie und enge Freunde dem Leiden des Patienten mitunterworfen.

Da Ärzten und Zahnärzten die Symptome des relativ seltenen Syndroms häufig unbekannt sind, finden Patienten oft wenig Hilfe für ihre Probleme. Im Gegenteil, der Patient hat das Gefühl, daß seine Beschwerden nicht ernst genommen werden. Gleichzeitig werden zahlreiche, nicht zu rechtfertigende Behandlungen durchgeführt.

Patienten mit Beschwerden im Mundbereich konsultieren nicht nur ihren Zahnarzt oder Hausarzt, sondern auch eine ganze Reihe weiterer Fachärzte, wie HNO-Ärzte, Dermatologen und Neurologen. Auch Personen in anderen medizinischen Berufen, wie Dentalhygienikerinnen, können damit konfrontiert werden, Patienten mit BMS zu behandeln.

Hampf berichtet über 64 Patienten mit orofazialen Dysästhesien, davon 17 Patienten mit BMS[39]. Wie Tabelle 1-1 zeigt, beträgt die Anzahl der konsultierten Fachärzte mit Ausnahme von Hausarzt und Zahnarzt durchschnittlich 2,5 pro Patient. Alle Patienten

Tabelle 1-1:
**Von BMS-Patienten aufgesuchte Fachärzte** (n = 17, HAMPF[39])

| | |
|---|---|
| Internisten | 8 |
| Neurologen | 6 |
| Dermatologen | 6 |
| HNO-Ärzte | 5 |
| Oralchirurgen | 4 |
| Allergologen | 4 |
| Gynäkologen | 4 |
| Psychiater | 3 |
| Augenärzte | 3 |
| Gesamtzahl | 43 |

wurden schon mehrmals erfolglos wegen ihrer Leiden behandelt. Diese Behandlungen reichten von Medikamentenverordnungen, Zahnextraktionen und Wurzelkanalbehandlungen bis zur Psychotherapie. HAMPF stellte besonders heraus, daß an einigen Patienten irreversible chirurgische Eingriffe vorgenommen worden waren.

## 1.2 Terminologie

In Anbetracht des unterschiedlichen Gebrauchs von Fachtermini in den verschiedenen ärztlichen und zahnärztlichen Fachrichtungen verbessert eine einheitliche Terminologie das Problemverständnis bei der Ärzteschaft und vor allem beim Patienten.

Die Begriffe *Glossodynie* und *Glossalgie* können verwendet werden, um Schmerzen in der Zunge zu beschreiben; der Begriff *Glossopyrosis* bezeichnet ein Brennen der Zunge. Wenn nur Unbehagen empfunden wird, kann der Terminus *linguale Dysästhesie* benutzt werden. In gleicher Weise können die Begriffe *Stomatodynie, Stomatopyrosis* und *orale Dysästhesie* für Beschwerden im Mundraum, die nicht die Zunge betreffen, verwendet werden. Aus praktischen Gründen jedoch ist der Gebrauch des Begriffs *Mundschleimhaut-*

*brennen*, ungeachtet der speziellen Lokalisation und Ursache der Beschwerden, zu empfehlen.

Es ist allgemein bekannt, daß viele Patienten, die über Mundschleimhautbrennen klagen, ebenso an Mundtrockenheit, an Xerostomie mit bzw. ohne Geschmacksverlust oder veränderter Geschmacksempfindung leiden und eine Reihe weiterer Symptome aufweisen können, die die Verwendung des Begriffs *Burning-Mouth-Syndrom* rechtfertigen, der in diesem Text benutzt wird.

Bei prothesentragenden Patienten können häufig unter der Prothese, besonders im Oberkiefer, klinisch sichtbare entzündliche Veränderungen der Schleimhaut beobachtet werden. Dieses Krankheitsbild wird der *Prothesenstomatitis* oder *Stomatitis prothetica*[100] zugeordnet. In diesem Fall bilden sich gewöhnlich nach Entfernung der Prothese die Symptome teilweise oder vollständig zurück. Es hat sich gezeigt, daß die Mikroflora (Candida albicans) auf der Gaumenschleimhaut und möglicherweise auch auf der Protheseninnenseite eine Rolle in der Pathogenese dieses Krankheitsbildes spielt, das deutlich vom BMS getrennt werden muß.

Gelegentlich klagen Prothesenträger über ein Brennen oder Jukken im Bereich der Mukosa unter dem Zahnersatz, besonders im Oberkiefer, ohne klinisch sichtbare Zeichen einer Entzündung. Bei einigen dieser Patienten tritt das Brennen oder Jucken auch an anderen Stellen der Mundhöhle auf, z. B. an Zunge und Lippen. Dieses Krankheitsbild wird im angloamerikanischen Sprachraum als *Denture Sore Mouth (DSM)* bezeichnet. In den meisten Fällen bewirkt das Entfernen der Prothese keine Besserung. Offensichtlich überschneiden sich die beiden Erkrankungen.

Einige Autoren ordnen BMS dem *atypischen Gesichtsschmerz* zu. Atypischer Gesichtsschmerz, atypischer Zahnschmerz[14] und orale Dysästhesie, einschließlich BMS, können aufeinanderfolgend oder gleichzeitig bei einem Patienten auftreten und mit *fazialer Arthromyalgie* assoziiert sein, bei der das Kiefergelenk und die Kaumuskulatur betroffen sind[24].

Wie später noch genauer ausgeführt wird, werden gewöhnlich Erkrankungen mit organischer Ursache von Erkrankungen mit unbekannter, idiopathischer Ätiologie unterschieden. Vorzugsweise sollte der Begriff BMS nur bei Patienten mit idiopathischen Beschwerden zur Anwendung kommen.

Um endlich Klarheit für Patienten und Behandler zu schaffen, sollte der Begriff *Burning-Mouth-Syndrom* ausschließlich in Fällen mit idiopathischer Genese und den Hauptsymptomen Brennen,

Schmerzen und Jucken im Bereich der Mundschleimhaut verwendet werden, wobei eine Beteiligung der Zunge, sowie Begleitsymptome im Mund oder am Körper möglich sind.

# 2 Epidemiologie

Es liegen kaum epidemiologische Daten über die Prävalenz von BMS in verschiedenen Teilen der Welt vor. In den meisten Studien werden Befunde aus einem selektierten Patientengut beschrieben, z. B. Patienten einer zahnärztlichen Praxis, einer Klimakterium- oder Diabetessprechstunde.

## 2.1 Patienten in zahnärztlichen Praxen

Im Zuge einer Studie in Birmingham wurden in fünf Zahnarztpraxen Fragebogen verteilt, die von Erwachsenen ohne Angaben ihrer persönlichen Daten ausgefüllt werden sollten[7]. 392 Patienten nahmen daran teil. Ein anhaltendes Brennen wurde von mehr als 5% dieser Patienten gelegentlich wahrgenommen, davon waren 4,2% Frauen und 0,8% Männer. Diese unterschiedlichen Prozentangaben waren im $X^2$-Test nicht signifikant. Wurde jedoch das Alter berücksichtigt, war der Unterschied in der Geschlechterverteilung in der Altersklasse von 40-49 Jahren statistisch signifikant ($p<0,05$), wie Tabelle 2-1 zeigt.

Mit den angegebenen Ergebnissen scheint es gerechtfertigt, die Prävalenz von BMS in der erwachsenen Bevölkerung auf durchschnittlich 5% zu schätzen. Jedoch liegen in der Studie von BASKER et al. keine Angaben dazu vor, wie viele Patienten zur Teil-

Tabelle 2-1:
**Prävalenz des Mundbrennens bei Patienten einer zahnärztlichen Praxis**, aufgeschlüsselt nach Alter und Geschlecht[7]

| | **Altersgruppe** (Jahre) | | | |
|---|---|---|---|---|
| | 20-29 % | 30-39 % | 40-49 % | 50-59 % |
| Männer | – | 3,2 | 2,9 | 3,0 |
| Frauen | 1,5 | 5,4 | 15,7 | 5,4 |

nahme aufgefordert wurden und wie viele davon ablehnten.

In einer Erhebung in den Niederlanden wurde die Inzidenz von 26 verschiedenen Schmerzqualitäten in zahnärztlichen Praxen erfaßt[106]. Die Ergebnisse dieser 6wöchigen Erhebung in 41 Praxen ergab 666 Schmerzfälle, davon keinen einzigen Fall von BMS, wobei möglicherweise entsprechende Patienten unter dem Begriff Neuralgie erfaßt wurden, welchem sechs Patienten (1%) zugeordnet wurden.

In einer dänischen Studie über das Auftreten von Schmerzzuständen bei Patienten im Alter von 18-70 Jahren in 30 Zahnarztpraxen wurde ebenfalls über keinen BMS-Patienten berichtet[90]. Möglicherweise wurden einige Patienten bei den 2% der Schmerzfälle miterfaßt, die unter der Rubrik „Andere" eingeordnet wurden.

## 2.2 Untersuchungen in einer Klimakteriumsprechstunde

Eine Gruppe von 114 Frauen, die die Menopause Research Clinic des Birmingham and Midland Hospital for Women aufsuchten, wurde gebeten, ihre Beschwerden in einem Fragebogen selbst zu bewerten[7]. 30 Patientinnen (26%) berichteten über orale Symptome, wobei 43% nur über Brennen, 27% nur über Geschmacksveränderungen und 30% über beides klagten.

## 2.3 Untersuchungen in einer Diabetesklinik

Basker et al.[7] zeigten in einer Studie mit 110 Patienten, die wegen eines klinisch manifesten Diabetes mellitus behandelt wurden, daß fast 40% über Mundtrockenheit klagten, wohingegen über Mundbrennen oder Geschmacksveränderungen bei weniger als 10% der Patienten berichtet wurde. Die gesamte Gruppe von 110 Patienten umfaßte 49 Männer und 61 Frauen. Es wurden jedoch keine Daten über die Geschlechtsverteilung der Patienten mit oralen Beschwerden, wie z. B. Mundbrennen, veröffentlicht.

## 2.4 Weitere Untersuchungen

In den meisten Veröffentlichungen über BMS liegt das Durchschnittsalter der Patienten zwischen 50 und 60 Jahren, wobei die

Altersspanne beträchtlich variiert. So war z. B. in einer Studie von BROWNING et al.[16] der jüngste Patient 37 und der älteste 81 Jahre alt, in einer anderen Studie mit 102 Patienten war der jüngste 36, der älteste 84[34].

Das angegebene Verhältnis der Verteilung nach Geschlecht kann in einem gewissen Rahmen variieren, doch zeigen die meisten Studien eine deutlich höhere Erkrankungshäufigkeit bei Frauen. In einer Studie von GRUSHKA über 102 Patienten betrug das Verhältnis Frauen:Männer 5:1[34], während es VAN DER PLOEG et al.[78] in ihrer Studie mit 9:1 angaben. In einer Veröffentlichung über BMS in der Bundesrepublik Deutschland war die festgestellte häufigere Erkrankung von Frauen mit 2,5:1 weniger ausgeprägt[93]. Jedoch waren in diese Untersuchung über 388 Patienten 55 Patienten mit Lichen planus, 39 Patienten mit Prothesenstomatitis und 12 Patienten mit Plattenepithelkarzinom des Mundbodens oder der Zunge einbezogen.

Abschließend kann gesagt werden, daß keine weltweiten Zahlen über die Prävalenz von BMS zur Verfügung stehen. Deshalb ist wenig über mögliche rassische und geographische Unterschiede der epidemiologischen Daten bekannt. Aus den verschiedenen Studien aus Europa und Nordamerika kann geschlossen werden, daß BMS mit einer Häufigkeit von ca. 5-10 pro 100.000 Einwohner auftritt. Frauen erkranken häufiger, das Verhältnis Frauen:Männer ist größer als 3:1. Die Symptome von BMS treten fast ausschließlich im mittleren oder höheren Lebensalter auf. Ein Auftreten bei Patienten unter 30 Jahren ist ungewöhnlich.

# 3
# Symptomatik

## 3.1
## Symptomenkomplex bei BMS

Im ersten Kapitel wurde bereits ausgeführt, daß der Begriff des BMS eine Vielzahl von Beschwerden umfaßt. Tatsächlich beschreiben einige Patienten dieses Gefühl, als ob sie sich Mund oder Zunge verbrannt hätten („Hot Tongue Syndrome")[88], während andere über Prickeln, Jucken oder andere außergewöhnliche Mißempfindungen klagen. Obwohl die Patienten ihre Beschwerden häufig als unerträglich bezeichnen, scheint es sie offensichtlich wenig einzuschränken[84]. Hughes et al.[50] berichteten über ähnliche Erfahrungen, als sie die psychischen Störungen von 138 Patienten der psychiatrischen Abteilung einer Zahnklinik untersuchten. In dieser Gruppe war eine große Zahl von BMS-Patienten enthalten.

Die Symptome bei BMS treten fast immer bilateral auf und halten sich im Gegensatz zu neurologischen Störungen nicht an anatomische Grenzen.

## 3.2
## Lokalisation der Beschwerden

Die meisten BMS-Patienten empfinden das Brennen an mehreren Stellen im Mund. In mehreren Berichten ist die Zungenspitze am häufigsten betroffen. In Tabelle 3-1 sind die Lokalisationen mit brennender Mißempfindung von 154 Patienten aufgelistet. Zu beachten ist, daß die Patienten tatsächlich mehrere Stellen angeben.

Bei Van Der Ploeg et al. wurde der Mundboden als Lokalisation nicht erwähnt, während 13% von Grushkas Patienten über Brennen an genau dieser Stelle klagten. Bei diesem jedoch wurde die bukkale Mukosa nicht erwähnt, andererseits berichtete er in ca. 20% der Fälle über Brennen am Lippenrot.

Tabelle 3-1:
**Lokalisation des Mundbrennens bei 154 Patienten**
(VAN DER PLOEG et al.[78])

| Lokalisation | % |
|---|---|
| Zungenspitze | 71 |
| lateraler Zungenrand | 46 |
| Zungenrücken | 46 |
| Lippen | 50 |
| Wangenschleimhaut | 21 |
| Gaumen | 46 |
| Rachen | 19 |
| Prothesenlager im Oberkiefer | 25 |
| Prothesenlager im Unterkiefer | 19 |
| Mundhöhle und Rachen | 7 |

## 3.3 Verlauf

Fast ausnahmslos halten die Symptome bei BMS über Monate und Jahre kontinuierlich ohne deutliche Phasen mit Besserung an.

Der tägliche Verlauf der Beschwerden ist für den einzelnen Patienten konstant. So ist z. B. bei einigen Patienten das Brennen Tag und Nacht vorhanden. Die meisten BMS-Patienten sind beim Erwachen beschwerdefrei, im Verlaufe des Tages treten die Symptome auf und verschlimmern sich, ohne jedoch abends Einschlafstörungen zu verursachen. LAMB et al.[60] bezeichnen diesen Typ als BMS Typ 1 und den vorangegangenen, bei dem die Symptome ständig vorhanden sind, als Typ 2. Patienten des Typs 3 haben beschwerdefreie Tage[63a].

GRUSHKAs Studie an 102 BMS-Patienten zeigte, daß bei einer beachtlichen Anzahl das Brennen bei Anspannung, Müdigkeit, Sprechen und Essen zunahm[34]. Andererseits besserten sich bei der Hälfte der Patienten die Beschwerden während der Einnahme von

Mahlzeiten oder kalten Snacks sowie bei der Arbeit und bei Freizeitbeschäftigungen. Alkohol reduzierte das Brennen bei einem Viertel von GRUSHKAs Patienten.

## 3.4 Beginn der Beschwerden

In GRUSHKAs Untersuchung stand der Beginn von BMS bei 33% der Patienten mit einer vorangegangenen zahnärztlichen Behandlung und bei 10% mit einer durchgemachten Erkrankung in Zusammenhang, während 57% der Patienten kein früheres Ereignis damit verbanden[34]. In SCHOENBERGs Gruppe mit 25 Patienten verbanden 64% den Beginn der Symptome mit einer zahnärztlichen Behandlung, 24% mit dem Tod oder dem plötzlichen Verlust einer nahestehenden Person, 6% mit dem Klimakterium und 6% mit Pensionierung, Depressionen oder multiplen somatischen Beschwerden[84]. Die Ergebnisse von VAN DER PLOEGs Patienten sind mit denen von GRUSHKA und SCHOENBERG in Tabelle 3-2 zusammengefaßt.

Von 93 Patienten mit sogenanntem psychogenem Gesichtsschmerz, einschließlich einer beträchtlichen Anzahl BMS-Patienten, hatten 82% vor Beginn der Schmerzen einen Schicksalsschlag er-

Tabelle 3-2:
**Beginn der BMS-Symptomatik** (in %)

| Ereignis | FEINMANN und HARRIS*[24] | GRUSHKA[34] | VAN DER PLOEG et al.[78] |
|---|---|---|---|
| Zahnärztliche Behandlung | ? | 33 | 40 |
| Ärztliche Behandlung oder Krankheit | ? | 10 | 21 |
| Schicksalsschlag | 82 | – | 33 |
| Nicht bekannt | ? | 57 | 6 |

*(inkl. psychogenen Gesichtsschmerzes)

lebt, wie gesundheitliche Probleme in der Familie, einen Todesfall, Umzug oder Eheprobleme[24].

## 3.5 Quantifizierung der Beschwerden

In einigen Studien wurden visuelle Analogskalen (VAS) und graphische Bewertungsskalen (GBS) benutzt, um die Stärke der Beschwerden, wie z. B. die Schmerzintensität, zu beschreiben. Es hat sich gezeigt, daß die Intensität von BMS-Schmerzen mit der von Zahnschmerzen vergleichbar ist[34].

Scott und Huskisson kamen zu dem Schluß, daß VAS und GBS, bei denen die Bezeichnungen entlang der gesamten Horizontalachse aufgelistet werden, am besten geeignet sind[85].

Graphische Bewertungsskala (mod. nach Scott und Huskisson[85])

| | | |
|---|---|---|
| Brennen so schlimm, wie es nur sein kann | ______________________________ stark-mittel-leicht | keine Schmerzen |

Beim Aufstellen einer Skala, sollten folgende Punkte beachtet werden:
- Definieren Sie die Empfindung oder Wirkung, die untersucht werden soll.
- Legen Sie die Endpunkte fest. Diese sollten nicht so extrem beschrieben werden, als daß sie nie erreicht werden können.
- Die Ausdrücke sollten kurz und leicht verständlich sein.
- Der Mittelwert der möglichen Antworten sollte in der Mitte der Horizontallinie liegen.
- Bei VAS sollte keine zusätzliche Zahleneinteilung erfolgen, da bestimmte Zahlen bevorzugt werden und die Verteilungskurve beeinflussen.
- Die Linie sollte eine Länge haben, die als Maßstab verstanden werden kann (üblich sind 10 cm), und definierte Endpunkte besitzen.
- Die Skala sollte mit einer geeigneten Frage begonnen werden.

Bei der Beurteilung der Schmerzmittelwirkung empfehlen Scott und Huskisson, das Nachlassen der Schmerzen anstelle der

Schmerzintensität zu messen. FEINMANN und HARRIS erfaßten die Stärke und Häufigkeit von Schmerzen in einer Skala von 0-4:
0 = keine Schmerzen,
1 = leichte, gelegentliche Schmerzen,
2 = mäßige, häufige Schmerzen,
3 = deutliche, häufige Schmerzen,
4 = starke, anhaltende Schmerzen[25].

## 3.6 Weitere orale Beschwerden bei BMS

Die meisten Autoren haben eine Reihe weiterer Symptome bei BMS-Patienten erwähnt. Von 17 Patienten, die HAMPF beschrieb, zeigten sechs Störungen des Geschmack- und des Geruchsinns, während bei einem atypischer Zahnschmerz ein Begleitsymptom war[39]. Xerostomie gehört zu den am häufigsten beschriebenen Begleitsymptomen, sie wurde bei ca 50% von HANEKEs Patienten[42] und bei über 60% von GRUSHKAs Patienten[34] festgestellt. In letzterem Bericht wurden bei 35% der Patienten eine veränderte Geschmacksempfindung, bei 28% Schluckbeschwerden, bei 21% andere Probleme im Rachen und bei 13 % ein veränderter Geruchsinn vermerkt (Tab. 3-3). Die Prozentwerte für Xerostomie und anhaltende Geschmacksempfindungen waren signifikant gestiegen ($p < 0.001$), während Durstgefühl bei BMS-Patienten signifikant häufiger vorkam ($p < 0.05$).

## 3.7 Weitere somatische Beschwerden

In SHARPs Gruppe von 86 Patienten mit dem sogenannten Hot Tongue Syndrome klagten 25 Patienten über gastrointestinale Beschwerden[88]. Obstipation, Sodbrennen, Übelkeit, Erbrechen und Kolitissymptome wurden in der Häufigkeit dieser Reihenfolge beschrieben.

In einer Serie von 43 Patienten[24], einschließlich einer unbestimmten Anzahl von BMS-Patienten, wurden bei einem hohen Prozentsatz Kopfschmerzen, Migräne, Hals- und Rückenschmerzen, Hauterkrankungen, Reizkolon und dysfunktionelle Uterusblutungen festgestellt. In einer weiteren Gruppe mit 17 Glossodyniepatienten wurden nur zwei Fälle von gastritischen und kolitischen Beschwerden beschrieben[39].

Tabelle 3-3:
**Prävalenz (%) anderer BMS-assoziierter oraler Symptome** (GRUSHKA[34])

| | BMS (n=54) | Kontrollgruppe* (n=27) |
|---|---|---|
| Mundtrockenheit | 63 | 19 |
| Anhaltende Geschmacksempfindung | 60 | 7 |
| Veränderte Geschmacksempfindung | 35 | 7 |
| Durst | 37 | 10 |
| Schluckbeschwerden | 28 | 7 |
| Weitere Probleme im Rachen | 21 | 4 |
| Störungen des Geruchsinns | 13 | 8 |

*(nach Alter und Geschlecht angepaßt)

GRUSHKA verglich einige chronische Schmerzzustände, ohne BMS, in einer Gruppe BMS-Patienten mit einer Kontrollgruppe[34]. Die Personenzahl mit wenigstens einem chronischen Schmerzleiden, außer BMS, war in keiner Gruppe signifikant erhöht. Jedoch war die durchschnittliche Anzahl chronischer Schmerzzustände, außer BMS, in der BMS-Gruppe gegenüber der Kontrollgruppe signifikant erhöht.

# 4
# Lokale Ursachen für BMS-ähnliche Beschwerden

## 4.1
## Schleimhautläsionen und -veränderungen

Zahlreiche Schleimhautläsionen und -veränderungen verursachen BMS-ähnliche Symptome. Deshalb ist es wichtig, diese Veränderungen zu beschreiben, um davon tatsächliche idiopathische BMS-Fälle zu trennen. In einigen Fällen werden BMS-ähnliche Beschwerden von fehlerhaften Prothesen oder Zahnanomalien verursacht. Allergien, Rauchen, Alkoholgenuß und Veränderungen der Speichelzusammensetzung oder -menge gehören zu den häufig beschriebenen Ursachen von BMS, die in diesem Kapitel näher erläutert werden.

Eine gründliche Untersuchung der Mundhöhle, und besonders der Mundschleimhaut ist obligatorisch. Dies setzt eine gute Beleuchtung voraus. Die Untersuchung umfaßt sowohl Inspektion als auch sorgfältige Palpation der Mundschleimhaut. Teil- oder Vollprothesen sollten dazu entfernt werden. Um eine ordnungsgemäße Untersuchung der Zunge durchzuführen, muß der Patient aufgefordert werden, diese herauszustrecken. Dann kann der Untersucher die Zungenspitze mit einem Tupfer festhalten und den Patienten bitten, sich zu entspannen. Dies ermöglicht eine adäquate Inspektion und Palpation von Zunge und Mundboden.

Die Entnahme von Biopsien einer klinisch unauffälligen Mukosa bei Patienten mit BMS-Symptomatik ist sinnlos. Histologische Untersuchungen der bukkalen Schleimhaut von 24 BMS-Patienten zeigten keinerlei Veränderungen oder Epithelatrophien. In einer weiteren deutschen Studie wurden bei 29 BMS-Patienten Biopsien an der Unterlippe entnommen. Diese wurden mit 12 postmortal entnommenen Biopsien verglichen. Bei den BMS-Patienten sind weniger Acini, dafür ein intensives Lymphozyten- und Plasmazellinfiltrat vorhanden. Die Signifikanz dieser Ergebnisse bleibt unklar, da bisher keinerlei ähnliche Studien veröffentlicht wurden. Um detailliertere Informationen über die Veränderungen, die in diesem Kapitel behandelt werden, zu erhalten, wird der Leser auf eines der Standardwerke dieses Gebietes von PINDBORG verwiesen[76].

### 4.1.1 Candidiasis

Candidiasis, die früher als Moniliasis bezeichnet wurde, ist eine Erkrankung, die durch den Sproßpilz Candida albicans aus der Familie der Cryptococcoideae hervorgerufen wird. Bei ungefähr einem Viertel der Bevölkerung kann Candida albicans in der Mundflora nachgewiesen werden, wobei Candida bei Frauen häufiger vorkommt als bei Männern. Bei BMS-Patienten scheinen sowohl Candidaarten, als auch coliforme Bakterien, häufiger verbreitet zu sein als bei Gesunden[83a]. Das Wachstum von Candida kann durch einige lokale und allgemeine Faktoren stimuliert werden, die das Eindringen in oberflächliche Epithelschichten erleichtern. Chronische Reize, mangelhafte Mundhygiene und Hyposialie gehören zu den lokalen prädisponierenden Faktoren. Die Rolle des Rauchens in der Ätiologie der Candidiasis ist fraglich. Hormonstörungen, fehlerhafte Ernährung, Malabsorption, Bestrahlungen sowie die Anwendung von Kortikosteroiden und Zytostatika sind die häufigsten systemischen Faktoren, die die Entwicklung einer Candidiasis zu begünstigen scheinen. Heutzutage hat sich die Infektion mit HIV als ein weiterer wichtiger prädisponierender Faktor herausgestellt.

Es ist möglich, daß Candida albicans eine Rolle in der Ätiologie der Glossitis rhombica mediana spielt, die später noch behandelt wird. Auf eine Sonderform der Candidiasis, die sogenannte Cheilitis angularis des Mundwinkels oder „Perlèche“ soll hier nicht weiter eingegangen werden.

Die Candidiasis kann in eine pseudomembranöse, erythematöse oder eine atrophische Form sowie in einen plaqueförmigen oder nodulären Typ unterteilt werden. Es gibt eine weitere Form, die auch Haut und Nägel befällt und als chronische mukokutane Candidiasis (CMC) bezeichnet wird. Bei der pseudomembranösen Form beobachtet man milchig weiße, leicht erhabene, abwischbare Beläge, die vor allem an der Wangenschleimhaut und am Gaumen auftreten. Der erythematöse Typ der Candidiasis manifestiert sich als flache, rote Veränderung der Schleimhaut und betrifft vor allem Zungenrücken und Gaumen (Abb. 4-1). Der plaqueförmige und der noduläre Typ sind durch weiße, manchmal leicht erhabene Veränderungen der Mukosa gekennzeichnet und kommen hauptsächlich am Mundwinkel, Zungenrücken und Gaumen vor.

**Abbildung 4-1:**
Candidiasis (erythematöse Form) der Gaumenschleimhaut.

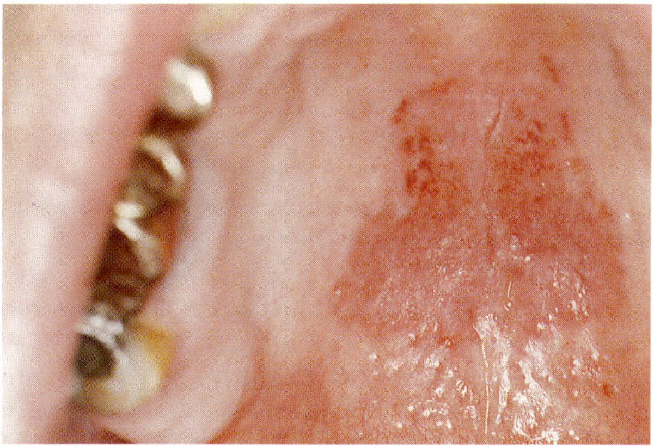

**Abbildung 4-2:**
Erythematöse Candidiasis (Prothesenstomatitis).

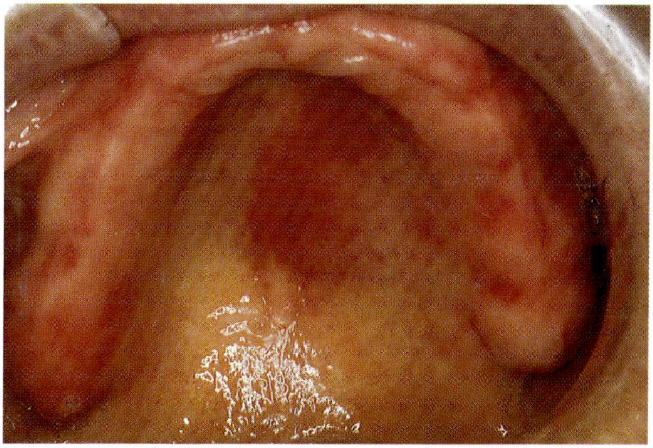

Vor allem die erythematöse und die pseudomembranöse Form können Beschwerden im Sinne von Schmerzen und Brennen, evtl. mit Beeinträchtigung des Allgemeinbefindens, verursachen.

Manche Untersucher behaupten sogar, daß man es bei Patienten mit Prothesenstomatitis (s. Abschn. 1.2) immer mit einer Candidiasis vom erythematösen oder atrophischen Typ zu tun hat (Abb. 4-2).

Die Anwesenheit von Candida kann durch zytologische Untersuchung eines Abstrichs von der Schleimhautoberfläche nachgewiesen werden. Nach Behandlung mit 20%iger Kaliumhydroxidlösung werden eventuell vorhandene Candidahyphen deutlich sichtbar.

Eine weitere Spezifizierung der Mikroorganismen erhält man durch das Anlegen von Kulturen, z. B. auf Blutagar. Einige Untersucher quantifizieren ihre Kulturergebnisse, indem sie eine Gradeinteilung wie 2+ 3+ usw. verwenden.

Wenn ein Biopsat zur Verfügung steht, kann das Vorhandensein von Candidahyphen in den oberflächlichen Epithelschichten am besten durch PAS-Färbung (Periodic Acid Schiff) nachgewiesen werden. Die anderen histologischen Befunde variieren je nach Candidatyp. In einigen Fällen können recht charakteristische Mikroabszesse in der Deckschicht des Epithels beobachtet werden. Gewöhnlich findet man ein unspezifisches lymphoplasmazelluläres Infiltrat in der Lamina propria und im subepithelialen Bindegewebe.

In der täglichen Praxis basiert die Diagnose auf den Ergebnissen einer antimykotischen Therapie ohne vorherige zytologische oder histologische Untersuchung.

Die Behandlung einer Candidiasis besteht aus Mundspülungen und/oder lokaler Gabe eines Antimykotikums wie Nystatin[R] (3x100 000 Einheiten tgl.) sowie evtl. zusätzlich Amphotericin-B-Lutschtabletten (4 x 10 mg tgl.). Dieses Vorgehen kann einige Wochen ohne das Risiko schwerwiegender Nebenwirkungen fortgesetzt werden. Der Behandlungserfolg ist häufig auf die Dauer der Medikamentengabe beschränkt[22]. In seltenen Fällen muß wegen Nystatinresistenz ein anderes Medikament eingesetzt werden. Selbstverständlich müssen erst mögliche prädisponierende Faktoren, wie Rauchen oder eine falsche vertikale Dimension der Prothesen, ausgeschaltet werden.

Bei 15 BMS-Patienten ohne klinische Zeichen einer Candidiasis, bei denen der Anteil positiver Candidakulturen dem der Normalbevölkerung entsprach, konnte durch antimykotische Lutschtabletten in 86% eine Besserung erreicht werden; in 13% der Fälle verschwanden die Beschwerden vollständig[32]. Man sollte sich jedoch vor Augen halten, daß die Patientenzahl insgesamt sehr gering war und außerdem die Ergebnisse nicht auf einer Doppelblindstudie basierten. Es könnte sich daher um einen sogenannten Placeboeffekt gehandelt haben. In der Tat scheinen Antimykotika häufig als Allheilmittel bei einer Vielzahl oraler Beschwerden angewandt zu werden. Dies hinterläßt beim Patienten den Eindruck, er oder sie leide an einer Pilzerkrankung.

### 4.1.2
### Karzinome

Ein Karzinom ist ein bösartiger epithelialer Tumor.

Ungefähr 3% aller malignen Erkrankungen betreffen die Mundhöhle. Die Mehrzahl davon besteht aus Karzinomen, die sich von der Schleimhaut ableiten. Plattenepithelkarzinome treten meist im mittleren und hohen Lebensalter auf. In vielen Teilen der Welt, jedoch weniger in Europa und Nordamerika, sind Männer wesentlich häufiger betroffen.

Exzessiver Tabakgenuß, vor allem in Verbindung mit Alkohol, ist ein wichtiger Faktor in der Ätiologie des Mundkrebses. Weitere mögliche Risikofaktoren sind chronische mechanische Reize im Lückengebiß oder bei schlechtsitzender Prothese und mangelhafter Mundhygiene. Besonders bei älteren Frauen ist keiner der oben genannten Risikofaktoren vorhanden.

Die Symptome oraler Karzinome variieren stark. Besonders im Frühstadium von Zungen- und Mundbodenkarzinomen kann ein Brennen und Jucken als ein erstes Anzeichen auftreten. In diesen Fällen sind die Symptome im Gegensatz zu BMS an bestimmten Stellen lokalisiert (Abb. 4-3, 4-4).

Orale Karzinome imponieren gewöhnlich als indurierte Ulzerationen. Eine submuköse Schwellung oder ein exophytisches, verruköses Erscheinungsbild sind weniger häufig. Gelegentlich sind Leukoplakie oder Erythroplakie mit möglicher Induration die ersten

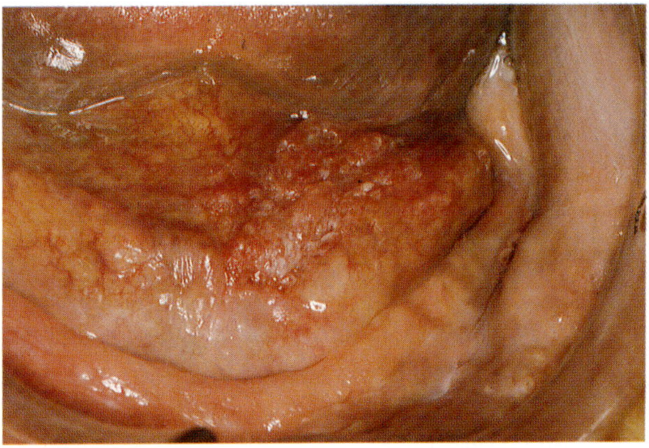

**Abbildung 4-3:** Subtile Veränderungen im Mundboden (links) durch ein Plattenepithelkarzinom.

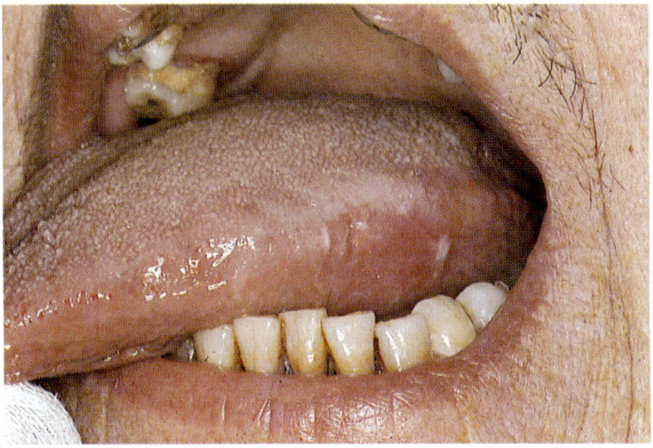

**Abbildung 4-4:** Eine ältere Patientin mit brennenden Beschwerden am Zungenrand. Es wurde keine Biopsie entnommen (s. Abb. 4-5).

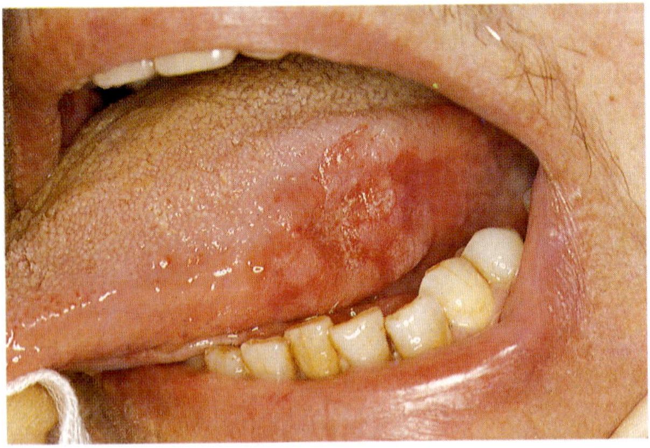

**Abbildung 4-5:** Die gleiche Patientin wie auf Abbildung 4-4. Fast ein Jahr später wurde ein Plattenepithelkarzinom diagnostiziert.

Schleimhautveränderungen, die auf ein Malignom hindeuten (Abb. 4-5).

Prädilektionsstellen sind Zungenrand, Mundboden und weniger häufig die Schleimhaut des Alveolarkamms, Wangenmukosa und Unterlippe.

Die Diagnose eines Plattenepithelkarzinoms sollte immer durch die histologische Untersuchung einer Biopsie gesichert werden.

Es ist nicht Aufgabe dieses Buches auf die unterschiedlichen Behandlungskonzepte einzugehen.

### 4.1.3 Erythroplakie

Der Begriff Erythroplakie wird analog zur Leukoplakie verwendet, um eine Mundschleimhautveränderung zu kennzeichnen, die als leuchtend roter Fleck oder Belag imponiert und weder klinisch noch pathologisch einer anderen Erkrankung zugeordnet werden kann.

In den meisten Fällen ist die Veränderung feuerrot und gut abgegrenzt. Bei einigen Patienten kann sich dies mit leukoplakischen Veränderungen vermischen, so daß eine Erythroleukoplakie oder eine inhomogene Leukoplakie vorliegt.

Eine Erythroplakie verursacht gewöhnlich Beschwerden in Form von lokalem Brennen oder unangenehmen Mißempfindungen.

In Erythroplakien finden sich stets Dysplasien oder ein Karzinom, so daß eine Behandlung erforderlich ist.

### 4.1.4 Lingua plicata

Lingua plicata, auch Faltenzunge oder Lingua scrotalis genannt, ist eine klinisch sichtbare Veränderung der vorderen zwei Drittel des Zungenrückens. Es gibt mehrere Vorschläge für eine Definition, wie: „Eine Zunge mit oder ohne zentrale Fissur, die im rechten Winkel zur Längsachse der Zunge parallel verlaufende Fissuren zeigt“ oder „Eine Zunge mit charakteristischen Furchen, eine in anterior-posteriore Richtung und mehrere seitlich über die gesamte Oberfläche“.

Die Ätiologie der Faltenzunge ist unbekannt, jedoch scheint eine Entwicklungsstörung wahrscheinlich. In einer unselektierten schwedischen Studie von Axell wird die Prävalenz bei Erwachsenen mit 7% angegeben[3]. Die Veränderung wird häufiger bei älteren Patienten beobachtet[12]. Es gibt keine Bevorzugung eines Geschlechts.

Die Fissuren können relativ flach, aber auch tief sein, wobei sich dann Nahrungsreste ansammeln können (Abb. 4-6). Bei 20% der Patienten mit Faltenzunge liegt gleichzeitig eine Lingua geographica vor[19].

Die meisten Patienten mit Lingua plicata wissen nichts von dieser Veränderung. Nur selten tritt eine Beeinträchtigung auf, die sich dann in Dauer und Intensität deutlich von BMS-Symptomen unterscheidet.

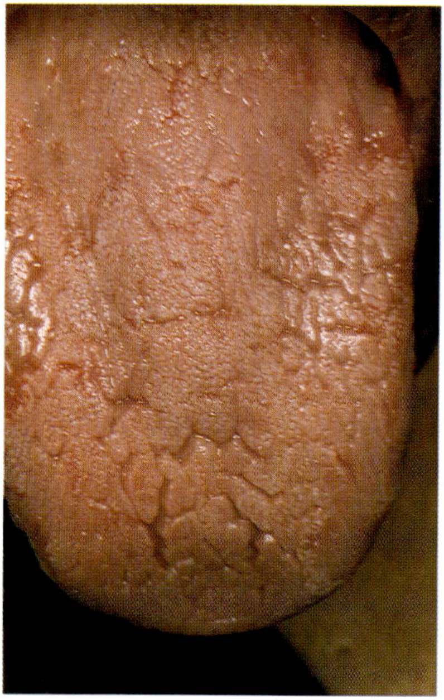

**Abbildung 4-6:**
Eine Faltenzunge kann Brennen oder Jucken verursachen.

Bei Beschwerden kann man dem Patienten raten, sich mehrmals täglich die Zunge mit lauwarmem Wasser zu bürsten.

### 4.1.5
### Hypertrophie der Papilla foliata

Papillae foliatae können als gefaltete Vorwölbungen am posterolateralen Zungenrand beschrieben werden. Die Falten sind durch unterschiedlich tiefe, senkrecht zur Zungenlängsachse verlaufende Furchen voneinander getrennt[96].

Das subepitheliale Bindegewebe der Papillae foliatae enthält unterschiedlich viele Lymphozyten und manchmal Lymphfollikel, was eine Unterscheidung von Zungentonsillen erschwert[91]. Das hypertrophierte lymphoide Gewebe kann sekundär traumatisiert werden, so daß daraus eine sog. Papillitis entsteht. Dabei kann klinisch eine Rötung beobachtet werden (Abb. 4-7, 4-8).

Die Symptome können aus ein- oder beidseitigen Schmerzen oder Überempfindlichkeit bestehen[87]. Bei einseitiger Symptomatik muß als Wichtigstes ein mögliches Plattenepithelkarzinom durch Entnahme einer Biopsie ausgeschlossen werden. Bei beidseitigem

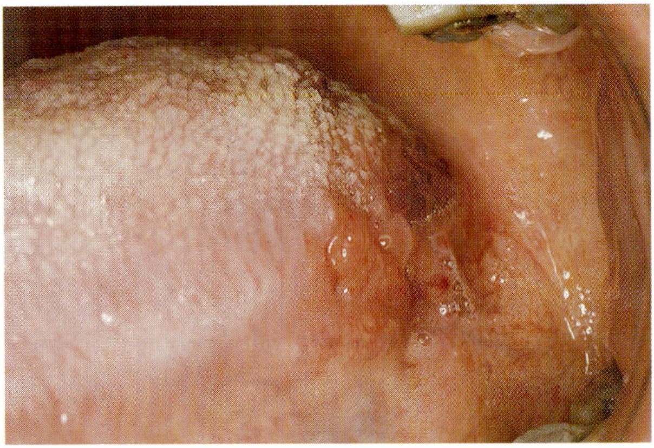

**Abbildung 4-7:** Hypertrophie der Papilla foliata links (s. Abb. 4-8).

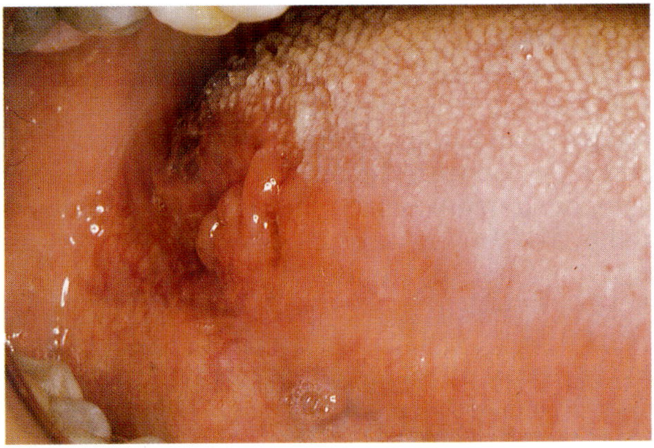

**Abbildung 4-8:** Der gleiche Patient wie auf Abbildung 4-7. Hypertrophie der Papilla foliata rechts.

Auftreten können die Beschwerden bis zu einem gewissen Grad BMS ähneln. Jedoch sind BMS-Symptome diffuser und treten meist auch an anderen Stellen im Mundraum auf. Die Therapie der Papillitis umfaßt lediglich das Ausschalten aller Irritationen, wie z. B. scharfe Kanten an Zähnen oder Prothesen.

### 4.1.6
### Infektionen mit Spirochäten und fusiformen Bakterien

In einer Studie von Katz et al.[57] werden 6 Fälle von Brennen im Mund, speziell auf der Zunge, bei zahnlosen Patienten im mittleren und höheren Lebensalter beschrieben. Die Anamnese ergab, daß die Patienten an chronischen Erkrankungen, wie Lupus erythematodes, Glomerulonephritis, rheumatoide Arthritis und Diabetes mellitus, litten. Bei allen Patienten fiel eine belegte Zunge auf.

Direkte Abstriche der Zunge zeigten in der Giemsa-Färbung Spirochäten und fusiforme Bakterien. Alle Patienten gaben eine Besserung nach Anwendung von tetrazyklinhaltiger Spüllösung an (250 mg Tetrazyklin in 5 ml Wasser, 4 x tgl. über eine Woche). Drei Patienten wurden zusätzlich mit Metronidazol (3 x tgl. 250 mg über eine Woche) behandelt, was zum vollständigen Abklingen der Beschwerden führte. Auch ein Jahr später waren die Patienten nachweislich symptomfrei. Die Autoren forderten, daß bei BMS-Patienten routinemäßig Abstriche zum Nachweis von Spirochäten und Fusiformen genommen werden.

In der gesamten Literatur wurden seither keine vergleichbaren Ergebnisse veröffentlicht.

### 4.1.7 Landkartenzunge

Die Landkartenzunge, auch Glossitis migrans genannt, ist eine gutartige Veränderung unbekannter Ätiologie. Sie ist durch das Auftreten einer oder mehrerer glatter Stellen auf Zungenrücken und -rändern gekennzeichnet, auf denen die filiformen Papillen fehlen (Abb. 4-9, 4-10). Entsprechende Veränderungen an anderen Stellen im Mund werden Stomatitis geographica genannt[52].

Die Prävalenz kann auf mindestens 1-2% geschätzt werden, ohne besondere Bevorzugung nach Rasse, Geschlecht oder Alter[6].

Infektionen, emotionale Belastungen, Allergien und Vererbung sind die am meisten genannten ätiologischen Faktoren. Das häufig gleichzeitige Auftreten von Landkarten- und Faltenzunge ist allgemein bekannt und möglicherweise Ausdruck eines gemeinsamen genetischen Faktors.

Eine Landkartenzunge bleibt oft symptomlos und von den Patienten daher unbemerkt. Einige Patienten berichten jedoch über BMS-ähnliche Symptome. Im Gegensatz zu BMS treten die Beschwerden bei der Landkartenzunge abhängig von der Nahrungsaufnahme auf, und ihre Lokalisation korreliert mit den klinisch sichtbaren Veränderungen der Zungenschleimhaut. In einigen Artikeln über BMS-Patienten wurde das Auftreten einer Lingua geographica erwähnt. Gorsky et al.[32] bemerkten dies sogar bei 15% ihrer Patienten.

Die Diagnose einer Landkartenzunge erfordert höchst selten

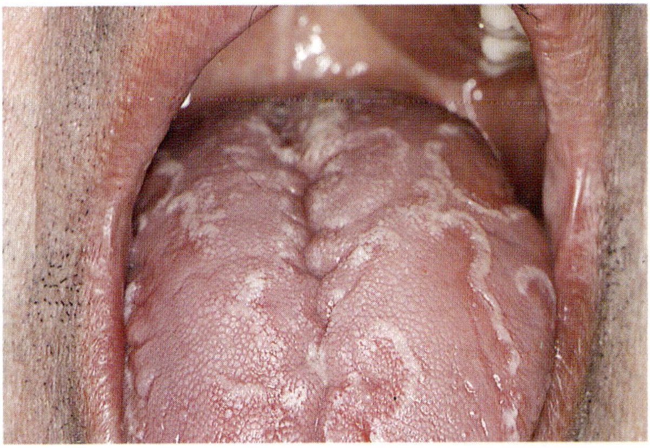

**Abbildung 4-9:**
Gut erkennbares Beispiel einer Landkartenzunge.

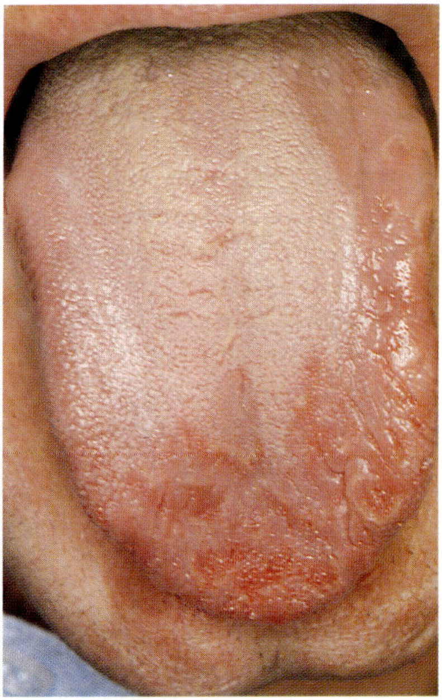

**Abbildung 4-10:**
Weniger offensichtlich, aber dennoch eine Landkartenzunge.

eine histologische Bestätigung. Das mikroskopische Bild ist durch zahlreiche polymorphkernige Leukozyten gekennzeichnet, die die Epithelschicht durchwandern und Mikroabszesse bilden. Die Stachelzellschicht kann verdickt und ödematös verändert sein. In den glatten roten Bezirken können die Bindegewebsleisten fast bis zur Oberfläche reichen. Es stehen nahezu keine wirksamen Behandlungsmöglichkeiten oder vorbeugende Maßnahmen zur Verfügung. In einer schwedischen Studie wurde über die erfolgreiche lokale Anwendung einer 7%igen Salicylsäurelösung in 70%igem Alkohol berichtet[47]. Gute Ergebnisse werden auch der örtlichen Anwendung von 0,1%igem Tretinoin, einem Vit.-A-Derivat, zugeschrieben[46].

### 4.1.8 Haarzunge

Die Haarzunge oder Lingua villosa bezeichnet eine übermäßige Verlängerung der Papillae filiformes des Zungenrückens, was der Zunge ein behaartes Aussehen gibt.

Bei Erwachsenen bewegt sich die Prävalenz zwischen 0,5 und 1%. Die Ätiologie der Haarzunge ist ungeklärt. Mögliche Ursachen sind die Verwendung von Wasserstoffsuperoxid in Mundwasser, die lokale Anwendung von Antibiotika, schlechte Mundhygiene und starkes Rauchen.

Die betroffenen Papillen befinden sich normalerweise im posterioren Teil des Zungenrückens. Die Farbe der Haarzunge kann von weiß über gelb, grau, braun bis schwarz variieren (Abb. 4-11). Man glaubt, daß die Pigmentierung durch Tabak, Nahrungsreste oder chromogene Mikroorganismen hervorgerufen wird.

Eine Haarzunge kann symptomlos bleiben. In ausgeprägten Fällen jedoch können Mißempfindungen oder ein Jucken entweder direkt auf der Zunge oder am Gaumen auftreten, die in gewisser

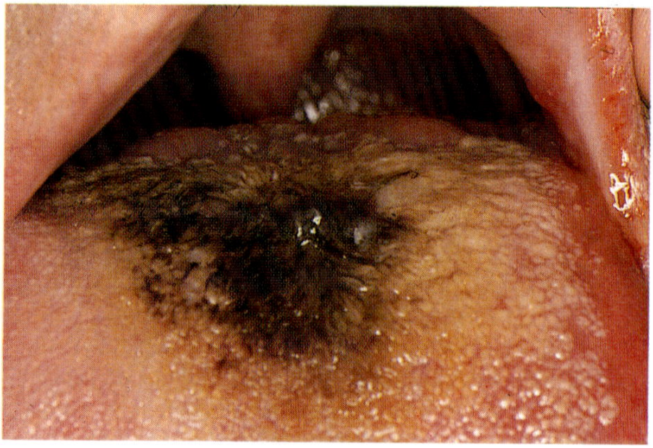

**Abbildung 4-11:** Haarzunge.

Weise die Symptome bei BMS vortäuschen. Zur Sicherung der Diagnose ist keine Biopsie nötig.

Eine Haarzunge kann sich innerhalb von Wochen spontan zurückbilden oder über Jahre fortbestehen. Vorsichtiges Bürsten der betroffenen Areale in Richtung Zungenspitze mit Wasser (2 x tgl für 2 Minuten) führt häufig innerhalb weniger Tage zum Erfolg.

### 4.1.9 Leukoplakie

Eine Leukoplakie ist ein weißer Fleck der Mundschleimhaut, der weder klinisch noch pathologisch einer anderen Erkrankung zugeordnet werden kann und mit keiner physikalischen oder chemischen auslösenden Noxe außer Tabak in Verbindung steht[4].

Aus ca. 5% aller Leukoplakien entwickelt sich innerhalb von 5 Jahren ein Plattenepithelkarzinom, so daß die Leukoplakie zu den Präkanzerosen gerechnet werden kann.

Leukoplakien treten bevorzugt jenseits des 30. Lebensjahres in der Mehrzahl bei Männern auf. Chronische Reize sowohl durch scharfe Kanten an Zähnen oder Prothesen als auch durch Tabakabusus werden als Hauptursachen für eine Leukoplakie angesehen. Häufig läßt sich auf leukoplakischen Veränderungen Candida albicans nachweisen, wobei noch nicht geklärt ist, ob es sich dabei um einen wirklichen kausalen Faktor in der Ätiologie einer Leukoplakie oder um eine sekundäre Besiedlung handelt.

Zu den bevorzugten Lokalisationen zählen Wangenschleimhaut, Mundwinkel sowie etwas seltener Zungenrand, Mundboden und Unterlippe. Generell werden Leukoplakien in homogene und inhomogene Formen unterteilt (Abb. 4-12, 4-13), wobei die letzteren noch als Erythroleukoplakie, erosive, noduläre und verruköse Leukoplakie charakterisiert werden können.

Symptome treten gewöhnlich nur bei den inhomogenen Formen auf und bestehen meist in Brennen und Jucken, ähnlich wie bei BMS. Jedoch sind die Beschwerden bei Leukoplakien lokalisiert und korrelieren mit den klinisch sichtbaren Schleimhautveränderungen.

Die Diagnose Leukoplakie sollte nie allein auf Grund der Klinik ohne Biopsie gestellt werden, vor allem nicht, wenn sich die Veränderung an Zunge oder Mundboden befindet.

Die histologischen Befunde bei einer Leukoplakie reichen von Hyperkeratose mit oder ohne Dysplasie über Carcinoma in situ bis hin zu Plattenepithelkarzinom.

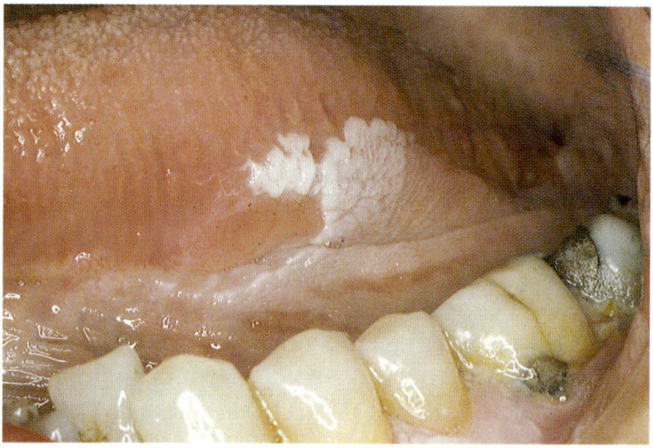

**Abbildung 4-12:**
Homogene Leukoplakie der Zunge.

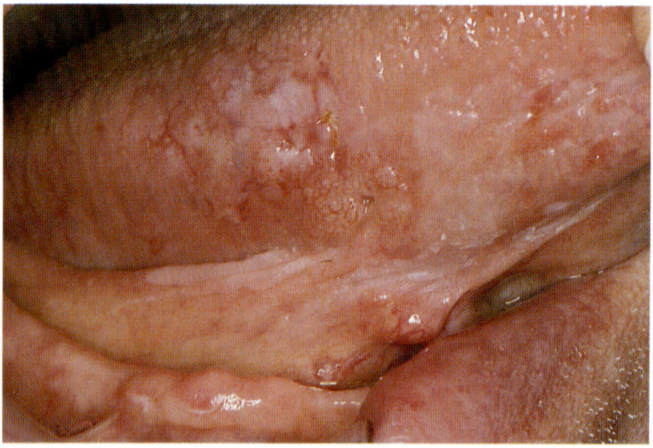

**Abbildung 4-13:**
Inhomogene Leukoplakie der Zunge.

Die Behandlung hängt stark vom histologischen Biopsiebefund sowie den möglichen ätiologischen Faktoren ab. So klingen z. B. einige Leukoplakien bei Tabakabstinenz innerhalb weniger Monate vollständig ab. Wenn die Entfernung der Leukoplakie indiziert ist, so ist die chirurgische Exzision nach wie vor das Mittel der Wahl, da hierdurch eine zuverlässige histologische Aufarbeitung der Probe möglich ist.

Unabhängig vom Beginn einer Therapie muß bei jedem Patienten in Abständen von drei bis sechs Monaten eine kontinuierliche Nachsorge durchgeführt werden.

### 4.1.10
### Lichen planus

Der Lichen planus ist eine entzündliche Erkrankung von Haut und Schleimhaut, die klinisch durch typische Papeln mit charakteristischen Wickham-schen Streifen gekennzeichnet ist.

Die Ätiologie ist unbekannt. Eine Vielzahl möglicher Ursachen, wie Pilz- oder Viruserkrankungen, Traumata, Streß, Galvanismus und immunologische Störungen werden diskutiert. In jüngster Zeit wurde die Möglichkeit einer Kontaktallergie auf zahnärztliche Materialien, wie Amalgam, hervorgehoben[69]. Es wurden auch lichenoide Veränderungen als Nebenwirkung bestimmter Medikamente beschrieben. In einer schwedischen Studie über 40 Patienten mit oralem Lichen planus wurde von einer signifikanten Zahl von Diabetes mellitus-Fällen berichtet[68].

Es existieren nur wenige epidemiologische Untersuchungen über oralen Lichen planus. Eine Studie an 20 333 Personen ergab eine Prävalenzrate von 1,9% mit einer signifikant höheren Rate für Frauen[3].

Der orale Lichen planus umfaßt eine Vielzahl morphologischer Veränderungen, wie papuläre, retikuläre, plaqueförmige, atrophische, ulzerative, erosive und bullöse Formen (Abb. 4-14).

Prädilektionsstellen sind vor allem die Wangenschleimhaut und zu einem geringeren Prozentsatz Zunge und Zahnfleisch. Bei der Mehrzahl der Patienten finden sich multiple, mehr oder weniger symmetrische Veränderungen.

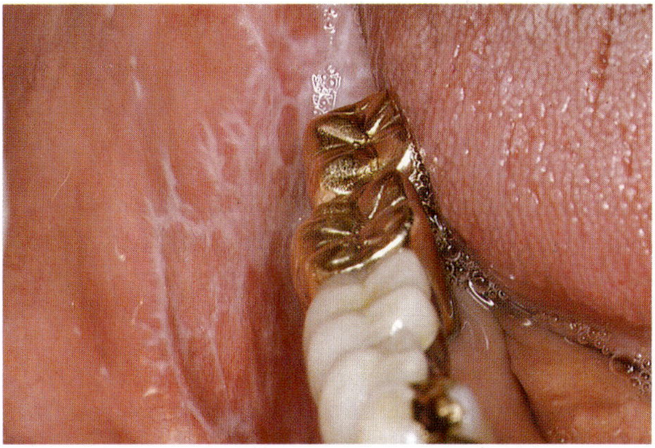

**Abbildung 4-14:** Lichen planus der Wangenschleimhaut, retikuläre Form.

Der Lichen planus der Mundschleimhaut, speziell die erosive Form, verursacht manchmal Schmerzen und Brennen. Die Beschwerden treten oft intermittierend auf und entsprechen den klinisch sichtbaren Schleimhautveränderungen, sie unterscheiden sich somit deutlich von den Symptomen eines idiopathischen BMS.

In vielen Fällen kann die Diagnose eines Lichen planus allein aufgrund des klinischen Erscheinungsbildes gestellt werden und so die Entnahme einer Biopsie überflüssig machen.

Die verschiedenen Typen des oralen Lichen planus sind Ausdruck der großen Variationsbreite möglicher histologischer Veränderungen. Der papuläre, retikuläre und plaqueförmige Typ zeigen charakteristischerweise eine deutliche Hyper- oder Parakeratose mit breitem Granularzellsaum. Bei allen Typen zeigt sich eine Degeneration im Sinne einer Liquefaktion der Basalzellschicht und subepithelial eine bandförmige, vor allem lymphozytäre Infiltration.

Die Behandlung des oralen Lichen planus ist rein symptomatisch. Wegen der Sekundärinfektion mit Candida albicans in einigen Fällen können durch die Behandlung mit Antimykotika beachtliche Erfolge erzielt werden. Ebenso kann die lokale Applikation von Kortikosteroiden den Patienten helfen. Bei stärkeren Beschwerden kann eine intraläsionale Injektion mit Triamcinolonacetonid (10 mg/ml; 0,1 ml/cm$^2$) erfolgen. Diese Injektionen können wöchentlich wiederholt werden. Um die Schmerzen bei der Injektion zu reduzieren, kann ein Lidocainzusatz im Verhältnis 1:1 erfolgen.

### 4.1.11
### Glossitis rhombica mediana

Die Glossitis rhombica mediana (GRM) ist eine benigne Läsion der Zunge, die durch eine rhombische bis ovale Schleimhautveränderung vor dem Foramen caecum auf dem Zungenrücken charakterisiert ist.

Die Prävalenz liegt bei 0,28 – 1,39%. Es gibt keine Rassen- oder Geschlechtsunterschiede. Die Diagnose wird häufig bei Patienten im mittleren Lebensalter gestellt.

Über die Ätiologie ist wenig bekannt. Die meisten Autoren betonen heute die mögliche Rolle von Candida albicans als Wegbereiter oder Sekundärinfektion. Tatsächlich sollte die GRM möglicherweise als erythematöse Form einer Candidiasis aufgefaßt werden. Auch Immundefekte können begünstigend auf die Entstehung einer GRM wirken, wie das häufigere Auftreten GRM-ähnlicher Veränderungen bei HIV-seropositiven Patienten zeigt. Die Rolle des Rau-

**Abbildung 4-15:**
Glossitis rhombica mediana.

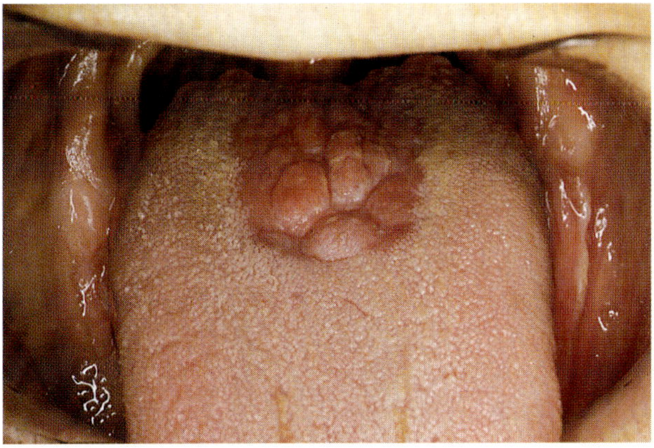

chens als auslösender oder begünstigender Faktor ist fraglich.

Klinisch zeichnet sich die GRM durch eine flache oder leicht erhabene, in einigen Fällen gelappte Veränderung direkt vor dem Foramen caecum aus (Abb. 4-15). Die Veränderung kann rhombisch oder oval sein, variiert gewöhnlich in der Größe zwischen 1 - 2 cm und ist ziemlich scharf abgegrenzt. Die Beschaffenheit reicht von einer rötlichen, weichen oder granulierten Oberfläche bis zu einem gelappten, indurierten Erscheinungsbild. Auch wenn eine gewisse Ähnlichkeit mit dem klinischen Bild eines Plattenepithelkarzinoms besteht, so sollte man sich vor Augen halten, daß ein solcher Tumor, wenn überhaupt, dann höchst selten an genau dieser Stelle der Zunge auftritt. Bei einigen Patienten mit einer GRM können ähnliche Veränderungen an der gegenüberliegenden Gaumenschleimhaut beobachtet werden.

Die meisten Patienten sind ohne Beschwerden und haben die Veränderung an der Zunge nicht bemerkt. Einige Patienten beklagen jedoch ein leichtes Unbehagen, das sie als Brennen oder Jucken beschreiben.

Die Diagnose kann fast immer allein durch die klinische Beurteilung gestellt werden. Kulturen, Abstriche oder Biopsate beweisen meistens die Anwesenheit von Candida albicans.

Eine evtl. notwendige Behandlung umfaßt Rauchverbot und die lokale Applikation von Antimykotika.

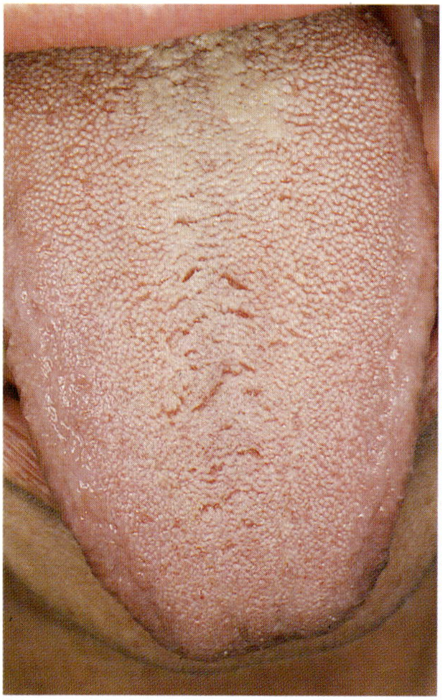

**Abbildung 4-16:**
Offensichtlich normale Oberfläche der Zunge eines BMS-Patienten, bei dem die Symptome hauptsächlich an der Zunge lokalisiert waren.

## 4.1.12 Stomatitis

Die Stomatitis gehört zu den erythematösen Veränderungen von Teilen oder der gesamten oralen und lingualen Schleimhaut und ist wahrscheinlich reaktiv bedingt. Falls die Gingiva beteiligt ist, wird der Ausdruck Gingivostomatitis benutzt. Eine Stomatitis ist gewöhnlich äußerst schmerzhaft, und die Symptome werden häufig als Brennen angegeben. Abhängig von der zugrundeliegenden Ursache besteht häufig eine Beeinträchtigung des Allgemeinbefindens. Es gibt eine Vielzahl möglicher Ursachen. So kann z. B. das Herpes-simplex-Virus die sog. Stomatitis herpetica auslösen. Ebenfalls sollte die Möglichkeit einer HIV-Infektion erwähnt werden. Auch Scharlach oder die relativ seltene Gonokokkeninfektion können als Ursache einer Stomatitis auftreten.

Die Stomatitis nicotina ist eine Sonderform der Stomatitis, die mehr oder weniger auf den Gaumen beschränkt ist und durch Rauchen, vor allem Pfeifenrauchen, verursacht wird. Deshalb wird sie auch als Rauchergaumen bezeichnet.

Selten kann die Stomatitis ein Symptom einer zugrundeliegenden Bluterkrankung, z. B. einer Agranulozytose, einer zyklischen Neutropenie und verschiedener Leukämieformen sein.

Im einleitenden Kapitel wurden die Begriffe der Prothesenstomatitis und Stomatitis prothetica bereits erwähnt. Diese Begriffe beziehen sich auf klinisch zu beobachtende, rote und manchmal hyperplastische Schleimhautveränderungen unter der Prothese, fast immer im Oberkiefer (Abb. 4-2). Viele Untersuchungen ergaben einen Zusammenhang zwischen Candida albicans und diesem Typ einer Stomatitis. Schlechte Mundhygiene und mangelnde Reinigung der Prothese scheinen wichtige prädisponierende Faktoren zu sein.

Auch eine Strahlentherapie kann eine weitere Ursache oder ein prädisponierender Faktor einer Stomatitis sein.

Die Therapiemöglichkeiten sind überwiegend von den auslösenden Faktoren abhängig.

## 4.2
## Prothesen als primäre Ursache

### 4.2.1
### Einleitung

BMS ist ausdrücklich nicht auf Prothesenträger beschränkt. In einer Gruppe von 55 Patienten ohne Schleimhautveränderungen, bei denen keine systemischen oder neurologischen Ursachen gefunden werden konnten, besaßen noch 36% ihre natürlichen Zähne[78]. Diese Tatsache widerlegt die Hypothese, daß BMS hauptsächlich von Prothesen verursacht wird.

Wie in der Einleitung erklärt wurde, muß zwischen BMS und Prothesenstomatitis (Stomatitis prothetica) sowie zwischen BMS und dem sog. Denture Sore Mouth unterschieden werden.

### 4.2.2
### Fehlerhafte Prothesen

Bei 50% von 37 Patienten, die an Mundbrennen litten, wurden Prothesenmängel (Okklusion, Artikulation, Stabilität usw.) als wahrscheinlichste Ursache angesehen[70]. Patienten, deren Symptome eng mit dem Tragen einer Prothese verbunden waren, besaßen alle fehlerhaften Zahnersatz, wohingegen bei weniger als der Hälfte andere Ursachen vorlagen. Patienten, bei denen kein Zusammenhang zwischen den Beschwerden und dem Tragen einer Prothese bestand, zeigten nur in 30% der Fälle Prothesenmängel, jedoch waren bei 95% andere Ursachen verantwortlich. Ist das Brennen mit dem

Tragen einer Prothese verbunden, liegen die brennenden Stellen meistens im Bereich des Prothesenlagers, gibt es aber keinen Zusammenhang, liegen sie meist an anderen Stellen der Mundschleimhaut. Nach Ausschaltung der auslösenden Faktoren, auch am Zahnersatz, konnte offenbar bei fast allen Patienten eine vollständige Rückbildung oder wenigstens eine deutliche Besserung der Beschwerden erzielt werden.

In MAINs und BASKERs Veröffentlichung wurden die Kriterien einer fehlerhaften Prothese nicht näher erläutert[70]. Weiterhin geht aus ihrem Artikel nicht hervor, ob bei Patienten, deren Symptome mit dem Tragen einer Prothese im Zusammenhang standen, klinisch sichtbare Veränderungen der Mukosa des Prothesenlagers vorlagen. Mit anderen Worten kann es sich sowohl um Patienten mit Prothesenstomatitis als auch um Patienten mit Denture Sore Mouth gehandelt haben.

In einer 22köpfigen Patientengruppe mit brennenden Beschwerden im Zusammenhang mit dem Tragen einer Prothese wurden bei 12 Patienten Mängel der Stabilität, des Sitzes und der Okklusion festgestellt[1]. Das Mundbrennen bestand auch nach Korrektur der als Ursache angenommenen Fehler fort. Weiterhin wurde in einer Kontrollgruppe gesunder beschwerdefreier Prothesenträger bei 86% Fehler am Zahnersatz festgestellt, was die Signifikanz dieser Fehler bezüglich BMS-ähnlicher Symptome in Frage stellt.

### 4.2.3
### Überempfindlichkeitsreaktionen auf Akrylate

An 53 Patienten wurde die Signifikanz der sensibilisierenden Bestandteile einer Prothesenbasis für die BMS-Entstehung untersucht[56]. Die Beschwerden bestehen aus einem intermittierenden, aber intensiven Gefühl der Trockenheit, Entzündung und des Brennens im Bereich des Prothesenlagers und der Nachbargewebe, vorwiegend an Zunge und Lippenmukosa. Epikutane Reiztests mit mehreren sensibilisierenden Bestandteilen des Prothesenkunststoffs wurden auf dem Rücken durchgeführt (Tab. 4-1).

In 14 von 53 Fällen zeigten sich positive Hautreaktionen auf einen oder mehrere allergieauslösende Inhaltsstoffe. Bei 11 dieser positiven Hautreaktionen traten entsprechende Veränderungen in der Mundschleimhaut auf, die von einem leichten Erythem bis zur generalisierten feuerroten Oberfläche mit ödematös veränderten

Tabelle 4-1:
**Potentiell sensibilisierende Bestandteile von Prothesenkunststoffen** (KAABER et al.[56])

| Testsubstanz | Konzentration | beim Epikutantest(%) und Trägersubstanz |
|---|---|---|
| Methylmethacrylate | 30 | Olivenöl |
| Hydrochinon | 1 | 1 Paraffin |
| Benzoylperoxid | 1 | 1 Paraffin |
| Dimethyl-p-toluidin | 30 | Olivenöl |
| Dibuthylphthalat | 5 | Paraffin |
| p-Phenylendiamin | 1 | Paraffin |
| Formaldehyd | 2 | Aqua sol. |
| Cadmiumsulfat | 2 | Paraffin |
| Kaliumdichromat | 0,5 | Paraffin |
| Kobaltchlorid | 1 | Paraffin |
| Nickelsulfat | 5 | Paraffin |
| Eigenes Prothesenmaterial | | Speichel |

Nachbargeweben reichte. Diese Patienten litten augenscheinlich an einer Prothesenstomatitis. In den restlichen drei Fällen waren auf dem Prothesenlager keine sichtbaren Veränderungen erkennbar. Die Mukosa hatte ein klinisch normales bis atrophisches, jedoch nicht gerötetes Erscheinungsbild. Hierbei handelt es sich um Patienten mit sog. Denture Sore Mouth. Die Neuanfertigung der Prothesen aus einem anderen Material führte zu teilweisem oder vollständigem Abklingen der Beschwerden. In einer ähnlichen Studie von WAKKERS-GARRITSEN et al. entwickelte keiner der 23 Patienten positive Hautreaktionen[105]. Der Grund für diese Abweichung ist unklar.

In einer Studie mit 22 Patienten, die über Mundbrennen im Zusammenhang mit dem Tragen ihrer Prothese klagten, zeigte sich bei fünf Personen im Epikutantest eine Allergie auf Methyl-Methacrylat-Monomer ihres Prothesenkunststoffes[1]. Bei allen diesen

Patienten fanden sich hohe Restmonomergehalte von 0,35 – 2% in ihren Prothesen. Bei zwei dieser fünf Patienten hatte der Austausch gegen eine Prothese mit niedrigem Restmonomergehalt keinen Einfluß auf die Symptome. Interessanterweise hatten 50% der Personen in der Kontrollgruppe ebenfalls hohe Restmonomergehalte ohne Anzeichen von Beschwerden, was dieses Ergebnis schwer verständlich macht.

McCabe und Basker[71] beschrieben eine Chromatographietechnik zur Bestimmung des Restmonomeranteils in Kunststoffprothesen. Mit dieser Methode zeigte sich bei Patienten, deren Prothese trotz Hitzepolymerisation nicht korrekt hergestellt wurde, ein hoher Restmonomergehalt.

Aus den vorangegangenen Studien kann geschlossen werden, daß Epikutantestung und Bestimmung des Restmonomergehalts bei Prothesenträgern mit Beschwerden nur im Falle einer Stomatitis angezeigt ist. Diese Auffassung wird auch von anderen Autoren vertreten[8].

## 4.3 Odontogene Ursachen

### 4.3.1 Zahnärztliche Behandlung

Wie bereits zuvor erwähnt, hält ein großer Prozentsatz der Patienten eine zahnärztliche Behandlung für die Hauptursache ihrer BMS-Beschwerden (s. Abschn. 3.4). Dies gilt für alle Arten von zahnärztlichen Behandlungsmaßnahmen, einschließlich Wurzelkanalbehandlungen und Zahnextraktionen. Andererseits sind BMS-Patienten häufig davon überzeugt, daß durch eine spezielle zahnärztliche Therapie ihre Beschwerden verschwinden, und bemühen sich um die Extraktion eines, mehrerer oder sogar aller Zähne. Schon 1924 forderten Frazier et al., keine zahnärztliche oder oralchirurgische Behandlung bei Patienten mit atypischem Gesichtsschmerz, einschließlich BMS, vorzunehmen, falls dafür keine spezielle Indikation vorliegt. In einer neueren Studie zeigte es sich, daß bei 75% der Patienten mit atypischem Gesichtsschmerz verschiedene Behandlungsmaßnahmen zur Schmerzbeseitigung, wie Extraktionen und Wurzelkanalbehandlungen, vergeblich durchgeführt wurden, wodurch sich häufig die Beschwerden sogar noch verschlimmerten[73]. In einigen dieser Fälle führte die Unterbrechung der Therapie zu einer deutlichen Besserung der Beschwerden. In einer weiteren Untersuchung wurden bei 21 von 58 Patienten (36%) mit atypischem Gesichtsschmerz insgesamt 65 zahnärztliche oder chirurgische Eingriffe durchgeführt, die nur bei einem Patienten eine Schmerzlinderung bewirkten[82].

### 4.3.2 Galvanismus

Galvanische Prozesse im Mund beziehen sich auf das Phänomen, daß elektrochemische Reaktionen zwischen Restaurationen aus unterschiedlichen Dentallegierungen in einem leitenden Medium, wie Speichel, elektrische Ströme auslösen. Die Stromstärke kann aus Messungen der Potentiale und der Polung der Metallrestaurationen errechnet werden[10]. Die damit verbundenen Beschwerden werden häufig als stechende und brennende Schmerzen beschrieben. Ein metallischer Geschmack wird des weiteren häufig beklagt. Obwohl Galvanismus als Ursache für Schleimhautveränderungen angesehen wird, gibt es keine wissenschaftlich gesicherten Daten, die diese Hypothese untermauern. Artikel zu diesem Thema wurden bereits 1932 veröffentlicht[48].

In einer Gruppe von Patienten, deren Beschwerden evtl. durch oralen Galvanismus ausgelöst wurden, findet sich ein breites Spektrum lokaler und systemischer Symptome[5]. Auffällig ist eine große Übereinstimmung mit den Symptomen von BMS-Patienten. Ebenso wird generell auch hier über eine häufigere Erkrankung von Frauen berichtet. Beim Vergleich der Befunde dieser Patienten mit einer Kontrollgruppe hinsichtlich der errechneten maximalen Stromstärke an der Kontaktfläche der Metalle konnte kein statistisch signifikanter Unterschied festgestellt werden.

Eine weitere schwedische Studie über 62 Patienten, bei denen Galvanismus vermutet wurde, berichtet über eine komplexe Symptomatik[55]. Die Patientengruppe unterschied sich von einer hinsichtlich Alter und Geschlecht vergleichbaren, beschwerdefreien Kontrollgruppe durch ihre charakteristischen Symptome im Mund und an anderen Körperstellen. Die Ergebnisse der ärztlichen und zahnärztlichen Untersuchung ergaben keinen Unterschied zwischen beiden Gruppen, nur Anzeichen von Parafunktionen waren in der Patientengruppe signifikant häufiger.

Auch bei einer weiteren Gruppe von 100 Patienten, deren Beschwerden in einer Untersuchung auf galvanische Vorgänge im Mund zurückgeführt wurden, konnte in den meisten Fällen eine ärztliche oder zahnärztliche Erklärung für die Symptome gefunden werden[51]. Nur bei sehr wenigen Patienten konnten die Symptome und die klinische Diagnose auf zahnärztliche Füllungswerkstoffe zurückgeführt werden.

### 4.3.3 Metallallergie

Die in der restaurativen Zahnheilkunde verwendeten Metallegierungen enthalten folgende Ionen: Gold, Palladium, Zink, Molybdän, Zinn, Gallium, Indium, Kobalt, Chrom, Nickel, Eisen und Silicium. Mittels Epikutantests wurden drei Patientengruppen auf mögliche Überempfindlichkeiten gegenüber einem oder mehreren der erwähnten Metallionen überprüft[66]. Gruppe 1 enthielt Patienten mit anamnestisch bekannter Kontaktstomatitis, Gruppe 2 enthielt Patienten mit anamnestisch bekannter Kontaktdermatitis, Gruppe 3 war die Kontrollgruppe. Im Vergleich zur Kontrollgruppe zeigte sich in Gruppe 1 und 2 ein höherer Anteil von Patienten mit positiver Hautreaktion auf eines oder mehrere der getesteten Metalle. Die Unterschiede waren für Palladium und Nickel am deutlichsten. Überraschenderweise fiel in Gruppe 1 eine positive Reaktion auf Gold bei 13% der Patienten auf.

Die Bedeutung dieser Ergebnisse im Hinblick auf Symptome bei BMS ist nicht ganz klar. Diese Studie zeigt jedoch, daß durch einen mehr oder weniger objektiven Test jede Überempfindlichkeit auf zahnärztliche Werkstoffe aufgedeckt werden kann. Ob die Entfernung solcher Materialien tatsächlich die Symptome bei BMS beeinflußt, muß noch gezeigt werden.

### 4.3.4 Malokklusion

Eine fehlerhafte Okklusion der Zahnreihen im Ober- und Unterkiefer scheint keine wichtige Rolle in der Ätiologie von BMS zu spielen. Das gleiche gilt für Zahnfehlstellungen und das Vorhandensein von Verankerungselementen von Teilprothesen.

### 4.3.5 Mundhygiene

Der Nachweis, daß schlechte Mundhygiene Symptome, wie Brennen, auslösen oder verschlimmern kann, wurde bisher nicht erbracht.

## 4.4
## Lebensmittelallergie

Bei vielen BMS-Patienten führt der Genuß stark gewürzter Speisen zur Zunahme der brennenden Beschwerden. Dies sollte nicht als allergische Reaktion, sondern lediglich als Ergebnis einer lokalen Irritation interpretiert werden. Das gleiche gilt für bestimmte Getränke, wie z. B. Orangensaft oder Schaumwein. Nur in seltenen Fällen liegt eine echte Allergie z. B. gegen Pfefferminzöl, Kaugummi, Zahnpasta, Mundspüllösungen oder Lippenstift vor.

## 4.5
## Rauchen und Alkoholgenuß

In einer deutschen Studie wurde bei 72 BMS-Patienten der Genuß von Alkohol und Tabakwaren aufgezeichnet[43] (Tab. 4-2).

Tabelle 4-2:
**Tabak- und Alkoholgenuß von 72 BMS-Patienten** (HANEKE[43])

| Tabakgenuß | % | Alkoholgenuß | % |
|---|---|---|---|
| Raucher | 15,3 | Mäßig | 52,8 |
| Starke Raucher | 5,5 | Übermäßig | 1,4 |

55 Patienten des Krankenhauses der Freien Universität Amsterdam wurden gebeten, ihren Alkoholkonsum anzugeben. Die Ergebnisse zeigten eine weitgehende Übereinstimmung mit denen der deutschen Untersuchung (Tab. 4-3).

Eine Gruppe von 98 BMS-Patienten enthielt 34 Raucher[32]. Dies entspricht etwa dem Anteil in der Durchschnittsbevölkerung, wodurch die Meinung, daß Rauchen eine wichtige Rolle in der Ätiologie von BMS spielt, nicht unterstützt wird. Darüber hinaus zeigt diese Studie, daß Nichtrauchen keinen Einfluß auf die Beschwerden hatte.

Ungeachtet obengenannter Meinung bemerken die Patienten manchmal selbst, daß durch Rauchen ihre Beschwerden zunehmen. Die gleiche Erfahrung wird beim Genuß von Alkohol gemacht. An-

Tabelle 4-3:
**Alkoholkonsum von 55 BMS-Patienten**
(Freie Universität Amsterdam)

| | |
|---|---|
| Kein Alkohol | 3% |
| Gelegentlich (1-2 mal wöchentlich) | 34% |
| Mäßig (3-10 mal wöchentlich) | 47% |
| Viel (mehr als 10 mal wöchentlich) | 6% |
| Keine klaren Angaben | 9% |

dererseits kann Alkohol, wie schon erwähnt, das Brennen bei nicht wenigen Patienten mildern.

# 5
# Systemische Ursachen

## 5.1
## Hormonelle Störungen

Das stark gehäufte Auftreten von BMS bei Frauen in der Menopause oder Postmenopause weist auf eine mögliche Hormonstörung hin. Jedoch wurde diese Hypothese nie wissenschaftlich bewiesen.

In einer Gruppe von 114 Frauen, die eine Postmenopauseklinik aufsuchten, berichteten 26% von oralen Symptomen[7], welche nur von einem Drittel der Patientinnen als Brennen angegeben wurde. Nahezu alle Frauen mit Postmenopausebeschwerden wurden mit Östrogen und Progesteron behandelt. Dies führte bei den meisten Patientinnen zu einer deutlichen Besserung ihrer allgemeinen Beschwerden, wie z. B. Hitzewallungen, während die oralen Beschwerden sich nur eingeschränkt besserten.

Glick et al.[29] untersuchten 50 Patienten mit wunder Zunge, davon 26 ohne sichtbare Schleimhautveränderung. In dieser zuletzt genannten Gruppe zeigten sich bei der Hälfte der Patienten auffällige Blutwerte, so daß sie von der Studie ausgeschlossen wurden. Bei den verbleibenden 13 Patienten, alles Frauen in der Postmenopause, wurde die gesamte Speichelflüssigkeit gesammelt und die Befunde mit einer Kontrollgruppe von 13 Frauen in der Postmenopause ohne wunde Zunge verglichen. Die Speichelflußrate war in den beiden Gruppen ähnlich. Jedoch zeigte sich eine Veränderung der Speichelzusammensetzung: Kalium-, Protein- und Phosphatkonzentration lagen in der Testgruppe signifikant höher als in der Kontrollgruppe. Vor allem die erhöhte Phosphatkonzentration wurde als Zeichen eines gestörten Hormongleichgewichts gewertet (s. auch Abschn. 5.6).

Eine interessante Studie wurde an 145 Frauen durchgeführt, die wegen einer nichtmalignen Erkrankung ovariektomiert wurden[26]. Das mittlere Lebensalter zum Zeitpunkt der Operation betrug in dieser Gruppe 43.1 Jahre. Diese Frauen hatten, abgesehen von allgemeinen Symptomen im Klimakterium, auch orale Beschwerden

Tabelle 5-1:
**Vergleich der Prävalenz oraler Symptome bei Frauen, die mit Placebo- oder Östrogenpräparaten behandelt wurden**
(FERGUSON et al.[26])

| | Placebo (n=71) % | Östrogen (n=74) % | Signifikanz |
|---|---|---|---|
| Unangenehmer Geschmack | 27,4 | 15,9 | p<0,01 |
| Mundtrockenheit | 29,2 | 26,8 | NS |
| Mundbrennen | 19,7 | 16,2 | NS |

und gaben ihre Einwilligung, an einer Doppelblindstudie teilzunehmen. Über den Zeitraum eines Jahres wurde die Hälfte der Gruppe Östrogensubstituiert, während die andere Hälfte ein Placebo erhielt. In der Östrogenbehandelten Gruppe zeigte sich eine signifikante Verbesserung der Geschmacksstörungen. Jedoch ergaben sich keine Unterschiede hinsichtlich der Symptome eines trockenen Mundes oder Brennens (Tabelle 5-1).

Die Autoren schlossen daraus, daß das Hormon keinen direkten Einfluß auf die oralen Symptome hat. Diese Annahme wird auch durch eine weitere kanadische Studie an 102 Patienten, davon 84 Frauen, gestützt (GRUSHKA[34]). Auch in dieser Untersuchung wurde durch Östrogentherapie keine signifikante Besserung der BMS-Symptome erzielt.

Die Auswirkungen von Östrogen auf das Vaginalepithel sind ziemlich ausgeprägt, wie zytologische Untersuchungen von Abstrichen ergeben. Im Gegensatz dazu sind die Auswirkungen auf Epithelien im Mund gering[7]. Es hat sich gezeigt, daß die lokale Gabe von Östrogen oder einer Östrogen-Progesteron-Kombination bei Schleimhautbrennen wirkungslos ist[77].

## 5.2
## Blutkrankheiten

### 5.2.1
### Eisenmangelanämie

Die Eisenmangelanämie ist ein weitverbreitetes Symptom und die wichtigste Ursache aller Anämien. Es wird geschätzt, daß wenige Prozent aller Männer und vielleicht 10 – 30% aller Frauen an einer Eisenmangelanämie leiden[15].

Eine Eisenmangelanämie stellt lediglich ein Symptom, keine eigenständige Erkrankung dar. Es sollten stets Untersuchungen zum Ausschluß eines malignen Tumors des Gastrointestinaltraktes durchgeführt werden[28]. Bei Frauen kann eine Eisenmangelanämie durch die Menstruation verursacht werden.

Die Symptome eines Eisenmangels, wie Müdigkeit, Gereiztheit, Herzklopfen, Schwindel, Atemnot und Kopfschmerzen, beginnen oft schleichend und zeigen einen langsamen Verlauf. Andere Befunde, die auf einen Eisenmangel hindeuten, sind Rhagaden der Mundwinkel (Cheilitis angularis), zarte Blässe der Mundschleimhaut, eine rote, glatte, schmerzhafte Zunge mit Atrophie der Papillen sowie eine Dysphagie, die durch Strikturen oder Verwachsungen im Ösophagus hervorgerufen wird[28,44]. Dysphagie, Cheilitis angularis und Veränderungen der Zungenpapillen in Verbindung mit einer Eisenmangelanämie sind unter dem Namen Plummer-Vinson- oder Paterson-Kelly-Syndrom bekannt.

Es wurde vorgeschlagen, daß Eisenmangel auch eine Rolle bei BMS spielt. In vielen Fällen, in denen man einen niedrigen Bluteisenspiegel festgestellt hatte, wurde Ferritin nicht mitbestimmt, was die Diagnose Eisenmangel fraglich erscheinen läßt[49]. Außerdem hat es sich gezeigt, daß aus einer Gruppe von 37 Patienten mit bestehender Eisenmangelanämie nur 13 an einer wunden Zunge litten[54].

### 5.2.2
### Perniziöse Anämie

Perniziöse Anämie ist eine megaloblastäre Anämie, hervorgerufen durch einen Vitamin $B_{12}$-Mangel, der selbst durch einen Mangel an dem für die Resorption verantwortlichen Intrinsic factor ausgelöst wird. Der Intrinsic factor ist ein Glykoprotein, das in bestimmten Teilen des Magens sezerniert wird. Da bei Patienten mit perniziöser Anämie häufig Antikörper gegen Parietalzellen der Magenschleimhaut gefunden werden, kann die perniziöse Anämie als Autoimmunerkrankung aufgefaßt werden. Die Krankheit tritt mit einer Häufigkeit von weniger als 1% bei beiden Geschlechtern auf und wird meist nach dem dritten Lebensjahrzehnt beobachtet.

Häufig vorhandene orale Symptome umfassen Brennen oder Jucken, Geschmacksstörungen, Prothesenintoleranz und gelegentlich Mundtrockenheit.

An der Mundschleimhaut zeigen sich oft Veränderungen in Form einer Papillenatrophie des Zungenrückens. Im fortgeschritteneren Stadium ist die Oberfläche des Zungenrückens weich, atrophisch und feuerrot[86], kann jedoch im Gegensatz zu Veränderungen bei Eisenmangelanämie eine Faltung zeigen.

### 5.2.3 Vitaminmangel

In einer Glasgower Studie wurde bei 70 Patienten, die an Mundbrennen litten, die Blutkonzentration einiger Vitamine bestimmt (LAMEY et al.[61]). Bei 28 Patienten (40%) fand sich ein Defizit der Vitamine $B_1$, $B_2$, $B_6$ oder einer Kombination dieser Vitamine (6 Patienten). Keiner der Patienten hatte einen Eisenmangel, eine Anämie oder ein Defizit der Vitamine A, C, D oder E. In einer Kontrollgruppe aus Personen ohne BMS wurde nur bei 7% ein Vitaminmangel festgestellt. Die 28 Patienten mit Vitaminmangel wurden über einen Monat mit Vitamin $B_1$ (300 mg tgl.), Vitamin $B_2$ (2 * 10 mg tgl.), Vitamin $B_6$ (3 * 50 mg tgl.) oder einer entsprechenden Kombination behandelt. Anschließend wurden wiederholt Bestimmungen der Vitaminkonzentrationen durchgeführt und die Patienten gebeten, am Ende der Therapie sowie drei Monate später den Therapieerfolg zu beurteilen. Die Patienten ohne Vitaminmangel erhielten randomisiert eine identische Vitaminsubstitution, einschließlich 6 Patienten mit kombinierter Therapie. 24 der 28 Patienten mit Vitaminmangel waren nach 1 und 3 Monaten beschwerdefrei. Bei den BMS-Patienten ohne Vitaminmangel konnte durch Vitamin B-Therapie weder nach 1 noch nach 3 Monaten eine Besserung erzielt werden. Das Gesamtergebnis zeigt, daß 88% der BMS-Patienten mit bekanntem Vitaminmangel nach 3 Monaten beschwerdefrei waren, wohingegen von den Patienten ohne Vitaminmangel nach 3 Monaten keiner beschwerdefrei war und nur 7% gebessert waren.

### 5.2.4 Hypokalzämie

In einer Übersicht zum Thema BMS wurden verschiedene mögliche Ursachen aufgeführt, darunter auch Serumelektrolytstörungen, wie Hypokalzämie[109]. Dies wird in der Literatur sonst nirgends erwähnt, und es wird ihm auch keine weitere Beachtung geschenkt.

## 5.3 Hypochlorhydrie und Achlorhydrie

SHARP (1976)[89] lieferte folgende Beschreibung der Mundschleimhaut von Patienten mit BMS-Symptomen: „Charakteristisch ist die rote oder magentarote Farbe der Mukosa. Bei Fortschreiten der Veränderung atrophieren allmählich die Papillae filiformes und die Submukosa. Bei allen Patienten findet sich außerdem eine Atrophie der Mukosa und Submukosa des Magens mit Achlorhydrie.“ SHARP unterschied zwischen Patienten mit und ohne Achlorhydrie. Die Patientengruppe ohne Achlorhydrie wurde mit einer speziellen Leberextrakttablette, deren regenerierende Wirkung auf Schleimhautschichten bekannt war, behandelt. Alle Patienten sprachen auf diese Behandlung innerhalb eines Jahres an. Die Patienten mit Achlorhydrie erhielten Salzsäure in Form von 440 mg Betainhydrochlorid, 100 mg Pepsin und Methylcellulose. Die durchschnittlich verordnete Dosis lag bei täglich einer Tablette nach oder zu jeder Mahlzeit. Bei Nichtansprechen der Therapie erhielten die Patienten zusätzlich Leberextrakttabletten.

Da die Studie von SHARP nicht im sogenannten Doppelblind-Design durchgeführt wurde, sollten vielleicht einige seiner guten Resultate dem Placeboeffekt zugeschrieben werden. Es existieren zu diesem Thema keine weiteren Veröffentlichungen in der Literatur, mit Ausnahme einer Monographie von HANEKE[43], der feststellte, daß eine Substitutionstherapie bei 12 Patienten mit Achlorhydrie ihre BMS-Beschwerden nicht besserte. SHARPs Schlußfolgerung, daß das Symptom des Mundbrennens häufig von anderen Beschwerden seitens des Verdauungstraktes begleitet wird, wird von anderen Autoren nicht unterstützt.

## 5.4 Diabetes mellitus

Ungeachtet des Berichts von BRODY et al.[13] scheint Diabetes mellitus nur gelegentlich eine Rolle in der Ätiologie von BMS zu spielen. Sie führten bei 142 Patienten mit einer Vielzahl oraler Beschwerden, einschließlich 62 Patienten mit Mundbrennen, eine vollständige Blutuntersuchung, eine Urinanalyse und einen oralen 2-Stunden-Glukosetoleranztest durch. Bei 35% aller untersuchten Patienten wurde anhand der pathologischen Glukosetoleranz ein Diabetes mellitus festgestellt. Für die Patienten mit Mundbrennen ergab sich eine ähnliche Glukosetoleranzverteilungskurve wie für das Gesamtkollektiv. In der Veröffentlichung von BRODY et al. wurde nichts zu Behandlungsergebnissen ausgesagt, obwohl darauf hingewiesen wurde, daß diese in einer früheren, ähnlichen Studie uneinheitlich waren.

Verschiedene Autoren berichteten, daß sich die BMS-Beschwerden von Diabetikern nach Einstellen des Zuckers meist nicht bessern[18,75,32]. In einer englischen Studie konnte mehr oder weniger übereinstimmend gezeigt werden, daß die BMS-Symptome von Diabetikern durch Verwendung einer anderen Form von Insulin beeinflußt werden können[7]. Im selben Bericht wurde angeführt, daß von einer Gruppe von 110 Patienten, die wegen eines klinisch manifesten Diabetes mellitus in Behandlung waren, knapp 10% an BMS litten (s. Abschn. 2.3).

## 5.5 Durchblutungsstörungen

Das arterielle System wird an bestimmten Stellen von Atherosklerose betroffen, dazu zählen die Aorta und die Karotiden, gefolgt von den Koronarien, den vertebralen und intrakraniellen Gefäßen. Lange Zeit war wenig über mögliche atheromatöse Veränderungen der Arteria lingualis bekannt. In einer Studie an Zungengewebe von Verstorbenen zeigte sich eine atheromatöse Degeneration an den Ästen der Arteria lingualis bei 69 (92%) von insgesamt 75 Fällen und bei 56 (98%) von 57 Fällen bei über 10jährigen[20]. Die atheromatösen Plaques waren in den großen und mittleren Ästen der Arteria lingualis wesentlich deutlicher ausgeprägt als in den kleinen. Es gab keinen statistisch signifikanten Unterschied im Hinblick auf die Entstehung einer Atherosklerose hinsichtlich Geschlecht oder Rasse.

Daß atherosklerotische Veränderungen der Arteria lingualis allgemein verbreitet sind und beide Geschlechter gleich häufig betreffen, spricht nicht für eine Beteiligung von Durchblutungsstörungen an der Ätiologie des BMS.

## 5.6 Reduzierter Speichelfluß

Es wird angenommen, daß mit zunehmendem Alter die Funktion der Speicheldrüsen abnimmt, was zu Beschwerden von Mundtrockenheit führen kann und evtl. für BMS prädisponiert.

In einer Studie an 89 BMS-Patienten wurde die Speichelflußrate anhand von „Ruhespeichel“ und „stimuliertem Speichel“ gemessen[101]. Diese Ergebnisse wurden mit denen einer hinsichtlich Alter und Geschlecht gleich zusammengesetzten Kontrollgruppe aus Personen ohne BMS verglichen. Die Ruhespeichelsekretion lag bei den BMS-Patienten signifikant niedriger als in der Kontrollgruppe. Nach Stimulation wiesen die BMS-Patienten eine signifikant höhere Sekretion auf, was die Rolle einer reduzierten Speichelflußrate in der Ätiologie von BMS einschränkt.

Es scheint, daß ein trockener Mund nur die bereits vorhandenen Symptome des Mundbrennens verstärken kann. Darüber hinaus sollte man sich vor Augen halten, daß nicht alle BMS-Patienten an einem trockenen Mund leiden[97].

## 5.7 Medikamentennebenwirkungen

Alte Leute, die Hauptbetroffenen bei BMS, nehmen oft mehrere Medikamente gleichzeitig. Die reduzierten physiologischen Reserven und die geringere Belastbarkeit machen gerade diese Gruppe für toxische Wirkungen dieser Medikamente besonders empfänglich[45].

ZUMKLEY stellte fest, daß die Anwendung von Antibiotika über längere Zeit die Darmflora zerstören kann, woraus Resorptionsstörungen vor allem für Eisen und Vitamin $B_{12}$ resultieren[109].

Verschiedene Medikamente können Mundtrockenheit hervorrufen. SREEBNY und SCHWARTZ erstellten eine ziemlich umfangreiche Liste solcher Xerostomie-auslösenden Medikamente[94]. Über den genauen Mechanismus einer medikamenteninduzierten Xerostomie ist wenig bekannt. Offensichtlich können die Speicheldrüsen unter diesen Umständen nicht richtig funktionieren[94].

Bei 3 von 5 Patienten mit BMS und Hypertonie war das Absetzen der Diuretika effektiv[32].

In jedem Falle ist eine sorgfältige Medikamentenanamnese für die Diagnose eines BMS von großer Bedeutung.

## 5.8 Hypothyreose, Immunerkrankungen, Rheumatismus, Blutsenkungsgeschwindigkeit

Wie es scheint, kann eine Hypothyreose oder eine Überdosierung von Thyreostatika bei der Behandlung einer Hyperthyreose BMS auslösen oder damit assoziiert auftreten[33].

Eine Reihe von BMS-Patienten mag vielleicht an einer noch zu identifizierenden Immunerkrankung leiden[38].

Einige Autoren stellten fest, daß bei mehr als 60% der BMS-Patienten die Blutsenkungsgeschwindigkeit leicht beschleunigt war[34].

Zur Zeit hat keiner der obengenannten Befunde zu einem besseren Verständnis der Ätiologie oder einem Behandlungskonzept bei BMS geführt.

# 6
# Neurologische Ursachen

## 6.1
## Schmerz

Bei einseitigem Auftreten der Schmerzen sollten nicht nur lokale Ursachen, sondern auch mögliche neurologische Störungen beachtet werden. Bei letzterem ist der Schmerz normalerweise ständig vorhanden. Im Gegensatz zum idiopathischen BMS nehmen die Beschwerden beim Sprechen, Essen und Trinken zu.

Bevor mögliche neurologische Störungen als Ursache von BMS erörtert werden, ist es notwendig, einige Aspekte des Schmerzes zu erläutern. Es geht jedoch weit über den Umfang dieses Textes hinaus, die vielen Aspekte des Schmerzes detailliert zu behandeln. Der interessierte Leser wird auf zwei exzellente Monographien zu diesem Thema verwiesen[9,75a].

Eine häufig benutzte Definition von Schmerz ist: „Eine unangenehme Wahrnehmung oder gefühlsmäßige Erfahrung im Zusammenhang mit einer tatsächlichen oder möglichen Gewebsschädigung oder als Ausdruck einer solchen Schädigung.“ (Intern. Assoc. of Pain, 1986)[53].

### 6.1.1
### Schmerzeinteilung

BELL[9] legte drei Hauptgruppen des orofazialen Schmerzes fest: den somatischen, den neurogenen und den psychogenen Schmerz. Weiterhin wurden diverse klinische Schmerzsyndrome herausgestellt, wie z. B. Schmerzen dentalen Ursprungs, Schmerzen muskulären Ursprungs, Kiefergelenksschmerzen, Schmerzen vaskulären Ursprungs, neurogene, chronische und psychogene Schmerzen.

BELL behandelt BMS unter der Überschrift mukogingivale Schmerzen des Mundes als Beispiel eines oberflächlichen somatischen Schmerzes. Weiterhin wurde folgende Feststellung getroffen: „Die Schmerzlokalisation liegt in Gebieten maximaler Beweglichkeit und läßt somit die Ursache als Reibungseffekt der Weichgewebe aneinander und an den Zähnen erscheinen.“ Im gleichen Absatz behauptet BELL jedoch: „Die Voraussetzungen, unter denen Glossodynie und Mundbrennen auftreten, sind kaum bekannt. Oft sind ärztliche Behandlungen verantwortlich. Angst und emotionale Anspannung verursachen oder verschlimmern häufig den Zustand.“

BELL verteidigt die Anwendung von Oberflächenanästhetika auf den schmerzhaften Stellen als diagnostisches Hilfsmittel bei BMS-Patienten. Ihr Diffusionsvermögen ist zu gering, um tiefergelegene Schmerzursachen merklich zu beeinflussen. Heterotope Schmerzen werden davon nicht beeinflußt. Daher kann von einer echten, primären Hyperalgesie ausgegangen werden, falls nach Oberflächenanästhesie eine schnelle, effektive Schmerzausschaltung und ein damit verbundenes Taubheitsgefühl auftritt.

### 6.1.2 Chronischer Schmerz

Gewöhnlich werden zwei Formen chronischer Schmerzen unterschieden:

a) Mit bekannter nozizeptiver Ursache: schmerzhafte Prozesse bestehen seit langem, und psychologische und soziale Vorgänge haben zwangsläufig einen Einfluß auf das Schmerzempfinden, z. B. chronische Schmerzen bei Malignomen und anderen Erkrankungen, wie Rheuma.

b) Ohne bekannte nozizeptive Ursache: die schmerzhaften Prozesse bestehen mittlerweile nicht mehr oder sind im Vergleich zu den Beschwerden vernachlässigbar. Die Schmerzen bestehen länger als sechs Monate, und psychologische und soziale Faktoren spielen vielleicht eine wichtige Rolle beim Fortbestehen der Beschwerden. In diesen Fällen wird der englische Begriff „Chronic intractable pain“ angewandt. Da die Ursache für BMS nicht bekannt ist und kein schmerzauslösendes Substrat gefunden wurde, ist es klar, daß BMS zu den chronischen Schmerzen ohne bekannte nozizeptive Ursache gerechnet werden muß.

### 6.1.3 Fortgeleitete Schmerzen

TRAVELL und SIMONS[99] beschrieben das Vorkommen von übertragenen Schmerzen, die durch Spasmen der suprahyoidalen Muskulatur entstanden und über die vestibuläre Gingiva der Unterkieferfrontzähne auf die Zähne selbst und von dort auf die linguale Gingiva fortgeleitet wurden. Von dort erreichten die Schmerzen den frontalen und ventrolateralen Teil der Zunge, was die Symptome bei BMS erklärt. Unglücklicherweise findet sich in der Literatur nur ein einziger Patient, der durch die Relaxierung der suprahyoidalen Muskulatur erfolgreich behandelt werden konnte[58]. Bei mehr als 12% der Patienten mit myofascialem Schmerzsyndrom wurden die Schmerzen im Mund empfunden, obwohl sich der Triggerpunkt am Musculus pterygoideus medialis oder digastricus befand[27].

### 6.1.4 Schmerzschwelle

Bei BMS-Patienten wurde mittels eines elektrischen Reizes die Sensibilitätsschwelle der Zungen- und Gaumenschleimhaut gemessen und mit den Werten einer Kontrollgruppe ohne BMS verglichen[102]. Bei den BMS-Patienten schien dieser Schwellenwert gegenüber der Kontrollgruppe signifikant erniedrigt. Darüber hinaus wurde für Patienten über 70 Jahre in beiden Gruppen ein höherer Schwellenwert festgestellt. Ebenso war auffällig, daß sich bei BMS-Patienten nach erfolgreicher zahnärztlicher Behandlung im beschwerdefreien Intervall die Reizschwelle nicht änderte. In einer früheren Studie wurde bei 15 BMS-Patienten und 15 Personen einer Kontrollgruppe die Schmerzschwelle der Haut bestimmt, diese war in beiden Gruppen gleich[59].

Auch eine neuere Studie befaßte sich mit dem Thema taktiler Schmerz und sensorische Funktionen bei BMS[35,37].

### 6.1.5 Psychogene und soziale Aspekte des Schmerzes

Laufer beschrieb 20 BMS-Patienten, bei denen lokale oder systemische Ursachen fehlten[64]. Seiner Ansicht nach gibt es immer eine psychogene Komponente, die die Schmerzempfindung beeinflußt. In anderen Worten: Schmerz und Schmerzempfindung sind nicht dasselbe. Laufer betonte dies besonders bei seinen Patienten und hob vor allem die Bedeutung einer guten Verständigung mit dem Patienten hervor. Nach seiner Erfahrung besteht selten die Notwendigkeit einer Sedativa- oder Analgetikagabe.

Der Einfluß psychogener und sozialer Faktoren auf die Schmerzempfindung ist je nach Patient und Beschwerde unterschiedlich. In der Praxis ist es oft schwierig, die verschiedenen Aspekte voneinander zu trennen.

## 6.2
## Neuralgie

Neuralgien des Nervus trigeminus oder des Nervus glossopharyngeus sind seltene Phänomene, die einseitige Beschwerden hervorrufen können. Charakteristischerweise unterscheiden sich die Schmerzen stark von denen bei BMS und werden normalerweise als scharf, einschießend, bohrend, oder „wie mit Nadeln" beschrieben und halten gewöhnlich einige Sekunden bis zu einer Minute an[83]. Bei RUSHTON u. a. waren bei 217 Patienten mit Glossopharyngeusneuralgie die Schmerzen an einer oder mehreren der folgenden Stellen lokalisiert: Ohr (155), Tonsillen (147), Larynx (69), Zunge (43). Die Applikation einer 10%igen Kokainlösung auf Tonsillen und Pharynx kann eine korrekte Diagnosestellung unterstützen. Falls der Patient danach für 1 – 2 Stunden Erleichterung verspürt, kann von einer Glossopharyngeusneuralgie ausgegangen werden.

## 6.3
## Postoperative Empfindungsstörungen

Nach chirurgischen Eingriffen an der Zunge oder am Mundboden, bei denen der Nervus lingualis in Mitleidenschaft gezogen wurde, kann es bekanntlich zu Brennen, Jucken oder Schmerzen in der Zunge kommen. Solche Schädigungen sind manchmal nicht zu vermeiden, sie werden jedoch von den Patienten immer argwöhnisch als Ergebnis einer mangelhaften chirurgischen Behandlung angesehen.

# 7 Psychogene Aspekte

## 7.1 Einleitung

Schon in den 20er Jahren wurden psychogene Ursachen für BMS erwähnt[21]. Auch in der neueren Literatur wird möglichen psychogenen Ursachen große Aufmerksamkeit geschenkt. Es ist interessant, die unterschiedlichen Prozentzahlen und Kriterien zu betrachten, mit denen versucht wurde, das Vorhandensein einer nichtsomatischen Ursache von BMS einzuführen. In einer Studie mit 57 Patienten aus New York wurde bei 21 Patienten ein psychogener Ursprung des Mundbrennens festgestellt[107].

Oberflächlich gelesen könnte bei der zuvor genannten Studie der Eindruck entstehen, daß 37% der Patienten an einer Erkrankung psychogenen Ursprungs leiden. Bei näherer Betrachtung wird jedoch klar, daß 28 Patienten an lokalen Schleimhautveränderungen litten, die ihre Beschwerden verursachten. Hier führt der nicht vereinheitlichte Gebrauch der Definition von BMS zu Mißverständnissen, obwohl die meisten Autoren Patienten mit lokalen Ursachen der Beschwerden ausschließen. Dies bedeutet, daß diese 28 Patienten aus der Studie hätten ausgeschlossen werden müssen. Von den verbleibenden 29 Patienten haben 21 einen psychogenen Grund für ihre Symptome. Es handelt sich dann aber nicht um 37%, sondern um mehr als 70% der Patienten.

In ZEGARELLIs Studie wurde die Diagnose einer psychogen induzierten Erkrankung nach Ausschluß aller möglichen lokalen und systemischen Erkrankungen durch negativen Klinik- oder Laborbefund und durch positive Anamnese eines emotionalen Geschehens gestellt[107]. Bei einigen Patienten ergab die Anamnese psychische Erkrankungen, bei anderen Patienten Erkrankungen, die oft mit Streß assoziiert sind, namentlich Magengeschwüre, spastisches Kolon oder Hypertonie.

Es ist klar, daß die Interpretation der Häufigkeit psychogener Ursachen von BMS erst nach kritischer Betrachtung sowohl der

Auswahlkriterien der Patienten als auch der Diagnosekriterien der psychogenen Ursache erfolgen kann.

## 7.2 Bewertung des psychischen Status mit Hilfe von Fragebögen

### 7.2.1 CATTELLs 16 PF Fragebogen (Form C)

CATTELLs 16 PF Fragebogen enthält 105 zwanglos gehaltene Angaben[17]. Der Fragebogen stellt ein Gerüst zur Erfassung fundamentaler Verhaltensmuster dar, die, wie sich gezeigt hat, eng mit dem tatsächlichen Verhalten übereinstimmen.

In einer Untersuchung mit 47 BMS-Patienten, bei denen dieser Fragebogen zur Anwendung kam, konnte keine Korrelation zwischen Geisteszustand und Alter, Geschlecht, anfänglichem Beschwerdegrad, Kanzerophobie, Prothesentragen sowie häuslicher und sozialer Umstände festgestellt werden[60]. Psychologische Einflüsse lagen bei mehr als der Hälfte der Patienten vor. Angstzustände waren am schwersten zu behandeln. CATTELLs Fragebogen wurde auch bei anderen zahnärztlichen Patientengruppen erfolgreich eingesetzt[80,81].

### 7.2.2 Klinisches Frageschema

Das klinische Frageschema zur halboffenen Gesprächsführung wurde für ausgebildete Psychiater entworfen (GOLDBERG et al.)[31].

Es ermöglicht die Entscheidung, ob ein Patient psychiatrischer Behandlung bedarf, und erlaubt eine Einteilung gemäß der International Classification of Disease der WHO[72]. Der Fragebogen scheint ein zuverlässiges Maß für psychische Erkrankungen von Leuten zu liefern, die sich selbst nicht für geisteskrank halten. Das Frageschema wurde bei Patienten mit fazialer Arthromyalgie und atypischem Gesichtsschmerz angewandt[24].

Ein Teil des Interviews besteht aus einer Befragung über etwaige psychische Symptome des Patienten in der vergangenen Woche. GOLDBERG et al. benutzten dafür folgende neun Gruppen[30]:

- Somatische Beschwerden,
- Müdigkeit,
- Schlafstörungen,
- Reizbarkeit,
- Konzentrationsstörungen,

- Depression,
- Angst und innere Unruhe,
- Zwangsvorstellungen,
- Entfremdung.

### 7.2.3 EYSENCKs Persönlichkeitsfragebogen

EYSENCKs Persönlichkeitsfragebogen ermöglicht eine Beurteilung von extrovertierten und neurotischen Patienten (EYSENCK und EYSENCK)[23]. Er wurde in einer Untersuchung an Patienten mit atypischem Gesichtsschmerz und in einer weiteren Studie über Patienten mit Verdacht auf oralen Galvanismus benutzt[24,55].

### 7.2.4 Allgemeiner Gesundheitsfragebogen

ZILLI et al. benutzten die 28 Punkte umfassende Form des allgemeinen Gesundheitsfragebogens (GHQ-28) in ihrem Screeningtest für psychische Erkrankungen bei Patienten mit oralen Dysästhesien[108]. Diese Patienten zeigten bei der Untersuchung weder organische Ursachen noch auffällige Blutwerte (Blutstatus, Eisen, Vitamin $B_{12}$ und Folsäure).

Der allgemeine Gesundheitsfragebogen beurteilt die Unfähigkeit einer normalen Lebensführung und besitzt Unterteilungen in somatische Dysfunktionen, Angstzustände und Schlafstörungen, soziales Fehlverhalten und Depressionen[31]. Die von ZILLI et al. mit dem GHQ-28 ermittelten Ergebnisse unterscheiden sich nur gering von denen anderer Schmerzkliniken.

In einer weiteren BMS-Studie mit Verwendung des GHQ-28 wurden bei 13 Patienten psychische Probleme ermittelt, im Vergleich dazu nur bei fünf Personen der Kontrollgruppe[16]. Die meisten der Patienten, bei denen psychische Probleme diagnostiziert wurden, hatten im Laufe ihres bisherigen Lebens ziemlich langandauernde soziale und persönliche Probleme.

### 7.2.5 Hospitalangst- und Depressionsskala (HAD)

Die HAD-Skala dient der Selbsteinschätzung und wurde zur Erkennung verschiedener Angst- und Depressionsformen von Klinikpatienten, die nicht psychiatrisch behandelt wurden, entworfen[92].

Die HAD-Skala wurde bei 74 neuen BMS-Fällen mit einer leichten Modifikation verwendet (LAMEY und LAMB[65]). Statt die

Patienten nach ihrem derzeitigen Befinden zu fragen, wurden die Patienten gebeten, über ihr Befinden in der letzten Woche Auskunft zu geben. Fast 40% hatten klinisch bedeutsame Angstzustände, fast 40% waren angstfrei und etwas mehr als 20% nahmen eine Mittelstellung ein. Nach diesen Ergebnissen schlugen die Autoren vor, daß die somatischen Symptome des Mundschleimhautbrennens zumindest teilweise das psychologische Ergebnis von Ruhelosigkeit, Anspannung und eigener Unfähigkeit, sich zu entspannen, sind. Bei der Ermittlung von Depressionen hatten fast 70% der Patienten Werte, die einem nichtdepressiven Zustand entsprachen, während 20% im Grenzbereich lagen. Die verbleibenden 10% hatten sowohl Angstzustände als auch depressive Psychosen. LAMEY und LAMB unterstützten die Anwendung der HAD-Skala zur objektiven Feststellung des psychologischen Status von BMS-Patienten. Die Benutzung der HAD-Skala wird zur fortlaufenden Aufzeichnung der Entwicklung des Patienten bei späteren Klinikaufenthalten empfohlen.

### 7.2.6 Skala für Reizbarkeit, Depression und Angst

Bei 31 Personen, die an oraler Dysästhesie litten und keine erkennbare organische Erkrankung hatten, wurde diese Skala angewandt[108]. Es handelt sich hierbei um einen selbst auszufüllenden Fragebogen, der Depressionen, Ängste und nach innen und außen gerichtete Reizbarkeit erfaßt. Die Ergebnisse dieser Skala wurden mit denen von GHQ-28 verglichen (s. Abschn. 7.2.4). Im Vergleich zu den Ergebnissen des GHQ ergab sich hier für die Patienten mit Beschwerden im Mund ein wesentlich geringerer Anteil von Patienten, die nicht als psychisch krank klassifiziert wurden. Die Autoren schlossen daraus, daß ein signifikanter Prozentsatz der Befragten depressiv war. Sie fügten hinzu, daß es unklar ist, ob die Depression Ursache oder Folge des chronischen Schmerzes ist.

### 7.2.7 Die Montgomery-Asberg-Skala zur Erfassung von Depressionen

Die Montgomery-Asberg-Skala zur Erfassung von Depressionen liefert einen Maßstab für das Ausmaß depressiver Erkrankungen (MONTGOMERY und ASBERG)[74]. Sie wurde auch verwendet, um die Veränderungen der Symptomatik durch medikamentöse Therapie zu erfassen[25]. Die einzelnen Punkte sind in Tabelle 7-1 aufgelistet.

Tabelle 7-1:
**Stichwortliste der Montgomery-Asberg-Skala**
(Montgomery und Asberg[74])

1. Offensichtliche Niedergeschlagenheit
2. Berichtete Niedergeschlagenheit
3. Innere Anspannung
4. Eingeschränkter Schlaf
5. Eingeschränkter Appetit
6. Konzentrationsstörungen
7. Abgespanntheit
8. Unfähigkeit, Gefühle zu empfinden
9. Pessimismus
10. Selbstmordgedanken

### 7.2.8 Spielbergers Liste zur Erfassung momentaner und permanenter Angst (Form Y)

Spielbergers Liste (Form Y) wurde bei einer Gruppe von 154 BMS-Patienten angewandt (Van Der Ploeg et al.[78]). Die momentane und permanente Angst lag deutlich über den Durchschnittswerten von randomisiert ausgewählten gesunden Personen, aber unter dem Durchschnitt ambulanter psychiatrischer Patienten. Es wurde betont, daß die größere Angst vielleicht eher die psychologische Folge der oralen Probleme als ihre Ursache darstellt.

## 7.3 Psychiatrische Konsultationen

Hampf et al. berichteten über ihre Erfahrungen mit psychiatrischer Konsultation von 70 Patienten mit orofazialer Dysästhesie einschließlich 18 BMS-Patienten[40]. Von diesen 70 Patienten sagten 16 ihren Termin ab, davon 8 BMS-Patienten. Die verbleibenden 54 Patienten nahmen an einem 1- bis 1,5stündigen, halboffenen psychiatrischen Gespräch gemäß den DSM-III Kriterien[2] mit einem auf Psychoanalyse spezialisierten Psychiater teil. Es wurde eine hinsichtlich Alter und Geschlecht entsprechende Kontrollgruppe aus Patienten, die zur Entfernung impaktierter, asymptomatischer Zähne anstanden, zusammengestellt. Die Ergebnisse der BMS-Patienten sind in Tabelle 7-2 zusammengestellt. In der Gesamtgruppe der 54 Patienten waren nur 7,4% geistig gesund im Vergleich zu 72,7% in der Kontrollgruppe. Falls Zeichen und Symptome, die der Patient angibt, nicht mit den objektiven Befunden übereinstimmen, fordern HAMPF et al. die Überweisung in eine interdisziplinäre Schmerzklinik oder zum Psychiater, obwohl die meisten Patienten nicht zu einer psychiatrischen Behandlung bereit sind.

Im Gegensatz zu HAMPF et al., die *alle* Patienten zur psychiatrischen Untersuchung überwiesen, benutzten BLASBERG et al. nur ausgewählte psychiatrische Untersuchungen. Ausgehend von der Anamnese der Patienten mit Klagen über orofaziale Schmerzen wurden auf Grund des ersten Eindrucks des Behandlers vier Gruppen eingeteilt (s. Tab. 7-3).

Tabelle 7-2:
**Psychiatrische Diagnosen bei 18 BMS-Patienten, entsprechend den DSM III-Kriterien**
(HAMPF et al.[40])

| | Anzahl |
|---|---|
| Paranoide Persönlichkeitsstörung | 1 |
| Abhängigkeit | 5 |
| Passiv-aggressive Persönlichkeitsstörung | 1 |
| Dysthymie | 2 |
| Hypochonder | 1 |
| Befragung abgelehnt | 8 |
| Gesamt | 18 |

Tabelle 7-3:
**Einteilung der Schmerzanamnese** (BLASBERG et al[11])

| |
|---|
| Bizarre Vorstellungen |
| Verdrehte Zusammenhänge |
| Auf bestimmten Themen beharren |
| Vage und veränderte Darstellungen |

### 7.3.1 Fragen an Patienten, deren Verhalten auf eine psychische Erkrankung hindeutet

Wenn der Behandler vermutet, daß eine psychische Erkrankung bei den orofazialen Beschwerden eine Rolle spielt, so empfehlen BLASBERG et al., folgende Fragen zu stellen[11]:

„Was, glauben Sie, ist die Ursache der Schmerzen/ Beschwerden?"

Diese Frage hilft oft, diejenigen Patienten mit fixierten oder sogar wahnhaften Vorstellungen ihrer Symptome herauszufinden.

„Wie fühlen Sie sich?"

Diese Frage ermöglicht es dem Patienten, seine evtl. vorhandene geistige Not zum Ausdruck zu bringen. Falls der Verdacht einer Depression besteht, ist es wichtig, den Patienten nach Selbstmordabsichten zu fragen.

Wie BLASBERG et al. annehmen, erhöht diese Frage nicht die Wahrscheinlichkeit eines Selbstmordes, und nur allzuoft wird durch den Verzicht der Ärzte auf diese Frage eine Chance verpaßt, diesen Patienten zu helfen, noch ehe sie darum ersuchen müssen.

„Hatten sie bereits vorher in ärztlicher oder zahnärztlicher Hinsicht Schmerzen (z. B. im Nacken, in den Schultern oder im Rükken), bei denen medizinische oder chirurgische Behandlung nichts half?"

Eine Beantwortung dieser Frage mit „ja" kann ein Hinweis sein, den Patienten psychiatrisch abklären zu lassen, bevor irreversible zahnärztliche Behandlungen erwogen werden.

„Standen sie in letzter Zeit unter Streß?"

Falls zur Zeit am Arbeitsplatz oder im Privatleben ein größerer Konflikt besteht, so können Behandler und Patient gemeinsam überlegen, wie bedeutsam dieses Problem für die derzeitigen Beschwerden ist.

### 7.3.2
### Reaktion der Patienten auf die Überweisung in die Psychiatrie

HAMPF et al. erwähnten, daß ihre 12 psychotischen Patienten sich ihrer mentalen Erkrankung nicht bewußt waren[40]. Außerdem waren die meisten Patienten nicht bereit, sich einer psychiatrischen Behandlung zu unterziehen, wenn ihnen diese empfohlen wurde.

BLASBERG et al. gaben an, daß der Patient eine gewisse Vorstellung seiner Probleme hat, in der emotionale Komponenten nicht enthalten sind[11]. Der Erfolg hängt davon ab, daß der Patient einsehen muß, daß eine Überweisung zum Psychiater für ihn möglicherweise von großem Nutzen sein kann. Nichtsdestotrotz erkannten BLASBERG et al., daß einige Patienten einfach an einer somatischen Ursache festhalten und eine Überweisung zum Psychiater ablehnen.

### 7.3.3
### Möglichkeiten, eine Überweisung zum Psychiater zu erleichtern

BLASBERG et al. machten eine Reihe von Vorschlägen, die für eine erfolgreiche Überweisung (zum Psychiater) nützlich sind:

Teilen Sie dem Patienten mit, dies sei ein Teil der Untersuchung und nicht das Ende Ihrer Beziehung.

Wenn möglich, vereinbaren Sie den Termin für den Patienten. Es hilft dem Patienten weiter, wenn bereits eine definitive Vereinbarung noch während Ihrer Behandlung getroffen wird.

Sie sollten den Psychiater, den Sie empfehlen, kennen. Befassen Sie sich mit der Art der Untersuchung, die vorgenommen wird, so können Sie dem Patienten einige Hinweise auf das, was ihn erwartet, geben.

Nehmen Sie die Überweisung ähnlich vor, als müßten Sie den Patienten zu einem Fach- oder Zahnarzt überweisen, so als wäre es das „Normalste auf der Welt“.

## 7.4
## Orale Habits

QUINN berichtete in seinen Erfahrungen mit 54 BMS-Patienten, daß man die Ursache des Mundbrennens lokalen Irritationen und Angst, die Zungenpressen und Zähneknirschen verursachen, zuordnen kann[79]. Unter seinen Patienten waren 42 Zungenpresser, von denen viele auch knirschten.

Auch TESNIER erklärte die Beschwerden beim BMS als Ergebnis unbewußter Zungenbewegungen[98]. Vermutlich entsprechen diese Bewegungen den „suchenden" Zungenbewegungen von Kindern in psychischen Notlagen.

In der Untersuchung von JONTELL et al. wurden orale Befunde, die auf Parafunktionen im weiteren Sinne hinweisen, wie Schleimhautfaltungen, Petechien, Impressionen der Zähne auf der Zunge, bei über 50% der Patienten mit oralen Beschwerden, einschl. Brennen, gefunden, bei denen oraler Galvanismus als Ursache vermutet wurde[55].

GRUSHKAs Studie über 102 BMS-Patienten unterstützt die Hypothese, daß orale Habits eine wichtige Ursache für BMS seien, nur wenig oder gar nicht[34].

Nach der Erfahrung des Autors scheinen orale Parafunktionen bei BMS-Patienten nicht häufiger als bei anderen vorhanden zu sein, und sie können kaum als ätiologischer Hauptfaktor des Mundbrennens bezeichnet werden.

## 7.5 Stereognostische Untersuchungen

Bei der Suche nach reproduzierbaren Kriterien für BMS verwendete WAGNER einen oralen stereognostischen Test[103]. Dieser Test untersucht die Fähigkeit von Personen, dreidimensionale Objekte im Mund zu identifizieren, und liefert somit hauptsächlich Informationen über die sensorischen Fähigkeiten. Bei Prothesenträgern sind die Ergebnisse solcher stereognostischer Untersuchungen unabhängig davon, ob die Prothese getragen wird oder nicht.

Patienten mit eigener Bezahnung schneiden besser ab als Prothesenträger. BMS-Patienten benötigten signifikant mehr Zeit, um das Objekt zu erkennen, als Personen einer Kontrollgruppe, was vielleicht teilweise durch die brennenden Beschwerden erklärt werden kann. Des weiteren leiden BMS-Patienten häufig zusätzlich an einer Xerostomie; ein anderer Faktor, der die Ergebnisse der oralen stereognostischen Untersuchung beeinflussen kann.

In bezug auf BMS gibt es zu diesem Thema keine Veröffentlichungen. Offensichtlich ist in der Routinediagnostik bei BMS kein Platz für stereognostische Untersuchungen.

## 7.6 Ursache-Wirkungs-Beziehung

In den meisten Studien, die sich mit den psychologischen Aspekten der BMS-Patienten befassen, wurde versucht, mögliche vorhandene psychische Störungen objektiv zu erfassen, ohne in diesen Fällen eine Ursache-Wirkungs-Beziehung aufzustellen.

Einige Autoren verteidigen vehement die These, daß BMS ein Symptom bei Depression ist und aus psychischem Streß resultiert. SCHOENBERG behauptete, daß dieser spezielle psychische Streß für Menschen, die aufgrund einer frühkindlichen Erfahrung eine Prädisposition für Depressionen haben, der tatsächliche oder drohende Verlust einer geliebten Person, Wertsache oder Körperfunktion ist[84]. SCHOENBERG fährt fort: „Eine zahnärztliche Behandlung, die unbewußt als Angriff auf den Körper betrachtet wird, kann auslösender Faktor einer depressiven Reaktion mit körperlichen Symptomen sein.“

HANEKE stellte fest, daß fast alle seine BMS-Fälle das Ergebnis psychischer Erkrankungen waren und am häufigsten Frauen in der Menopause mit atypischen Depressionen betrafen[41]. Unter diesen Umständen wurde die Anwendung trizyklischer Antidepressiva empfohlen. In LAUFERs Untersuchung an 20 Patienten war bei allen Patienten eine psychische Komponente „klar erkennbar“[64].

WAGNER und LANGE berichteten über ihre Erfahrungen mit 89 BMS-Patienten und lehnten es fast kategorisch ab, daß psychischen Erkrankungen bei der Ätiologie von BMS eine bedeutende Rolle zukommt[104]. VAN DER PLOEG et al. wiesen eine psychische Komponente bei BMS-Patienten nach, betonten aber, daß dieses Ergebnis nicht als Unterstützung der These, daß psychogene und psychologische Faktoren wichtig für die Ätiologie von BMS seien, interpretiert werden darf. Die deutlich größere Häufigkeit von Angstzuständen und Depressionen kann tatsächlich die psychologische Folge der oralen Probleme widerspiegeln. ZILLI et al. vertraten einen ähnlichen Standpunkt[108]. Auch STERNBACH und TIMMERMANS zeigten an ihren 113 Patienten, daß Neurosen bei chronischen Schmerzzuständen deren Folge sind und bei Schmerzreduktion oder -freiheit reversibel sein können[95].

Seit es sich gezeigt hat, daß trizyklische Antidepressiva therapeutisch wie Analgetika wirken können[65], kann aus der Tatsache, daß der Patient auf diese Medikation anspricht, nicht auf die Diagnose einer Depression als Ursache von BMS geschlossen werden[36].

Basierend auf der persönlichen Erfahrung mit Hunderten von BMS-Patienten, die in den letzten zwanzig Jahren die Abteilung für Mund-, Kiefer- und Gesichtschirurgie des Lehrkrankenhauses der Freien Universität Amsterdam aufgesucht haben, ist man versucht, bei einigen BMS-Patienten eine zugrundeliegende psychogene Ursache anzunehmen. Dies erklärt jedoch nicht das Brennen bei so vielen anderen Patienten.

Die Tatsache, ein BMS-Patient zu sein, trägt vielleicht mehr zur Erklärung des gehäufteren Auftretens von Angst, Depressionen, Neurosen und neurosomatischer Labilität bei als die Annahme, daß eine bestimmte Persönlichkeitsstruktur die Ursache von BMS ist. Um solch einen Zusammenhang zu bestätigen, müßte man u. a. eine prospektive Studie mit einer großen Zahl beschwerdefreier Personen durchführen, deren psychologischer Status zu Beginn der Studie festgestellt wird.

# 8 Behandlungskonzept

Die folgenden Richtlinien gelten für den Durchschnittspatienten, ca. 35 – 40 Jahre alt, der wegen bilateral auftretendem Brennen oder Jucken der Mundschleimhaut medizinische oder zahnmedizinische Hilfe sucht. BMS-ähnliche Symptome bei Patienten vor dem 30. Lebensjahr sind äußerst ungewöhnlich und sollten deshalb mit erhöhter Sorgfalt untersucht werden. Dies gilt auch für unilateral auftretende, lokalisierte, brennende Beschwerden.

## 8.1 Anamnese

Wenn eine kurze Anamnese über Art und Dauer der Symptome und eine Inspektion der Mundhöhle keinen klaren Anhalt für die Ursache der BMS-ähnlichen Symptome ergibt, so ist es gerechtfertigt, noch einmal detaillierter vorzugehen. Wenn die Gelegenheit dazu für Patient oder Arzt nicht günstig ist, so sollte am besten innerhalb einer Woche ein neuer Termin vereinbart werden.

Auch wenn das Vorgehen anhand einer Frageliste für Forschungszwecke am besten geeignet ist, scheinen die meisten Patienten ein direktes, offenes Gespräch vorzuziehen. Natürlich besteht dabei das Risiko, einige Punkte zu vergessen, aber dieser Fehler kann jederzeit bei einer späteren Visite behoben werden.

## 8.2 Anamnese der Beschwerden

Die Anamnese der Beschwerden sollte einige Punkte beinhalten, wie z. B.:

- Eine Beschreibung des Hauptsymptoms durch den Patienten
- Die Seitenverteilung, z. B. uni- oder bilateral, und die genaue Lokalisation, z. B. Zungenrücken und/oder Zungenrand, Zungenspitze, innere und/oder äußere Oberfläche von Ober- und Unterlippe, Wangenschleimhaut, Gaumen usw.. Bei Prothesen-

trägern muß erfragt werden, ob sich die Beschwerden auf die Schleimhaut des Prothesenlagers beschränken und durch das Entfernen der Prothese beeinflußt werden.

- Der tageszeitliche Verlauf der Symptomatik, Tag und Nacht immer konstant oder am Tage beginnend und im weiteren Verlauf des Tages zunehmend. Fragen Sie den Patienten, wie viele Tage, Wochen oder Monate die Symptome vorhanden waren und ob es beschwerdefreie Phasen gab.
- Stören die Beschwerden beim Essen, Trinken oder beim Einschlafen, oder wacht der Patient wegen dieser Beschwerden auf?
- Den Beginn der Beschwerden nach Ansicht des Patienten. Fragen Sie zu diesem Zeitpunkt noch nicht nach widrigen Lebensumständen.
- Wenn der Patient den Beginn der Beschwerden mit einer Zahnbehandlung an der natürlichen Bezahnung oder an (Teil-)Prothesen in Zusammenhang bringt, so können einige zusätzliche Fragen gestellt werden. Z. B.: Seit wann sind Sie zahnlos? Wurden in letzter Zeit eine oder mehrere Prothesen eingegliedert?
- Hat der Patient wegen seiner Beschwerden bereits einen anderen Arzt aufgesucht? Welche Untersuchungen, Laborbestimmungen und Therapien wurden durchgeführt, oder welcher Rat wurde gegeben?
- Viele Patienten wagen nicht, den Kliniker über mögliche Konsultationen außerhalb des normalen medizinischen oder zahnmedizinischen Gesundheitsdienstes zu unterrichten, weil sie fürchten, sich lächerlich zu machen. Helfen Sie dem Patienten, diese Hemmungen zu überwinden.
- Das Bestehen weiterer Probleme im Mundraum, wie z. B. ein trockener Mund, Geschmacksveränderungen oder sogar Geschmacksverlust.
- Das Bestehen weiterer somatischer Beschwerden, wie gastrointestinale Symptome, Kopfschmerzen, Migräne, Nacken- und/oder Rückenschmerzen, usw..
- Welche Tätigkeit, welches Ereignis oder welche Maßnahme bessert oder verschlimmert Ihr Problem?
- Wie reagieren Verwandte und enge Freunde auf die Beschwerden des Patienten?

### 8.2.1
### Allgemeinmedizinische Anamnese

Die allgemeinmedizinische Anamnese stellt einen wichtigen Teil der Anamneseerhebung dar und sollte folgende Punkte beinhalten:

- Mögliche andere zur Zeit bestehende oder durchgemachte Erkrankungen, einschließlich chirurgischer Eingriffe oder anderer Therapien. Sprechen Sie das Thema psychiatrischer Behandlung nur an, wenn es der Patient selbst von sich aus erwähnt.
- Ist dem Patienten eine Nahrungsmittelallergie bekannt oder traten jemals andere allergische Reaktionen auf?

### 8.2.2
### Medikamentenanamnese

Vor allem bei Patienten, die zusätzlich an einer Xerostomie leiden, ist eine genaue Medikamentenanamnese obligatorisch und beinhaltet Fragen wie:

- Welche Medikamente nimmt der Patient (jetzt und in der Vergangenheit) und mit welcher Indikation?
- Fragen zur möglichen Einnahme von Schlaftabletten, Tranquilizern usw. sollten taktvoll gestellt werden, um beim Patienten nicht den Eindruck zu erwecken, er würde als „Fall für den Psychiater“ abgestempelt.

## 8.3
## Untersuchung der Mundhöhle

Unter allen Umständen, unabhängig von Art und Verteilungsmuster der Symptome, muß eine sorgfältige Inspektion der gesamten Mundhöhle einschließlich der Zunge unter adäquaten Bedingungen durchgeführt werden (s. Abschn. 4.1).

Lokalisiertes Brennen oder Jucken kann erstes Zeichen einer Präkanzerose oder eines Malignoms der Schleimhaut sein. Die Bedeutung dieser Symptome zu unterschätzen oder feine, jedoch verhängnisvolle Schleimhautveränderungen zu übersehen, kann dramatische Konsequenzen nach sich ziehen. Außerdem gibt es eine Vielzahl benigner Läsionen und Veränderungen der Mundschleimhaut, die BMS-ähnliche Symptome hervorrufen können, wie bereits in Kapitel 4 kurz erläutert.

Es ist erstaunlich, daß sich bei den meisten Patienten mit zusätzlicher Xerostomie bei der Inspektion eine Normo- oder sogar Hypersialie findet. Dennoch sollte man mit Äußerungen wie: „Wie können Sie an einem trockenen Mund leiden? Da ist massenhaft Speichel" zurückhaltend sein.

Das Ergebnis der oralen Untersuchung ist mehr oder weniger ausschlaggebend für die weitere Behandlung des Patienten. Die beiden Leitlinien zur weiteren Behandlung der Symptome basieren auf dem Vorhandensein oder Fehlen klinisch sichtbarer Schleimhautveränderungen (Tab. 8-1).

### 8.3.1 Positive Untersuchungsbefunde

Im Falle klinisch sichtbarer Schleimhautveränderungen muß überprüft werden, ob sie mit der Art und anatomischen Verteilung der Beschwerden zu vereinbaren sind. Falls nicht, so spielen diese Schleimhautveränderungen, z. B. eine Landkartenzunge, vielleicht keine oder nur eine untergeordnete Rolle im Hinblick auf die BMS-ähnlichen Symptome.

Wenn die Seite, auf der die Beschwerden bestehen, mit den Schleimhautveränderungen übereinstimmt, so gibt es mehrere Möglichkeiten. Man kann es mit einer primären Läsion oder Veränderung der Mundschleimhaut zu tun haben, welche häufig eine Biopsie erforderlich macht. Weiterhin muß eine mögliche allergische Reaktion auf zahnärztliche Materialien am besten durch Epikutantest ausgeschlossen werden (s. Abschn. 4.3.3). Ebenso können Teste auf Galvanismus in Betracht gezogen werden (s. Abschn. 4.3.2).

Wenn die Schleimhautveränderungen auf das Prothesenlager beschränkt sind, sollte das Hauptaugenmerk auf verschiedene Aspekte der Prothese, wie z. B. Stabilität, Bißhöhe, Prothesenhygiene (Candida albicans) und eine mögliche Allergie auf eine oder mehrere Bestandteile des Prothesenmaterials (s. Abschn. 4.2.3), gerichtet werden.

Schließlich sollte beim Vorliegen klinisch sichtbarer Veränderungen in Farbe und Struktur der Schleimhaut auch an eine möglicherweise zugrundeliegende Systemerkrankung, wie z. B. eine Eisenmangel- oder perniziöse Anämie gedacht werden (s. Abschn. 5.2). Unter diesen Umständen umfaßt die Blutuntersuchung:

- Blutstatus,
- mittleres korpuskuläres Volumen (MCV),
- mittlerer Hämoglobingehalt (MCH),
- Leukozytenzahl,
- Vitamin $B_{12}$ (evtl. zusätzlich $B_1$, $B_2$ und $B_6$; s. Abschn. 5.2.3),
- Folsäure (in Serum und Erythrozyten),

Tabelle 8-1:
**Entscheidungsfindung bei Behandlung der Patienten**

**Anamnese**
- Symptome
- Allgemeinmedizinische Anamnese
- Medikamentenanmnese

**Untersuchung der Mundhöhle**

**Schleimhaut-veränderungen**
- primäre Erkrankung der Mukosa
- zugrundeliegende Systemerkrankung
- allergische Reaktion

**Diagnostische Tests**

**Keine Schleimhautveränderungen**

**Einseitiges Auftreten**

**Neurologische Untersuchung**

**Positiv**

**Negativ**

**Beidseitiges Auftreten**

**Kausale Therapie**

**Patienteninformation**

Patient besteht auf Behandlung
- Antimykotika (Mundspülung)
- Salizylsäure (oberflächlich oder als Mundspülung)
- Psychopharmaka (Librium[R]; trizyklische Antidepressiva)
- keine zahnärztliche oder chirurgische Therapie ohne strenge Indikation
- falls notwendig, Überweisung

keine Therapie notwendig, eventuelle Nachsorge

**Zeigen Sie Ihr Verständnis**

- Serumeisen,
- totale Eisenbindungskapazität,
- Ferritin und Transferrin,

Entsprechend der gestellten Diagnose sollte die Therapie erfolgen.

### 8.3.2 Negative Untersuchungsbefunde

Werden bei der Inspektion keine Schleimhautveränderungen gefunden (Abb. 4-16), so müssen viele Punkte und Fragen berücksichtigt werden:

- Eine zytologische oder histologische Untersuchung der Schleimhaut an der brennenden Stelle trägt in keiner Weise zur weiteren Behandlung des Patienten bei. Dies gilt auch für Abstriche zum Anlegen von Kulturen (z. B. Candida albicans).
- Bei Patienten, die noch ihre eigene Bezahnung aufweisen, kann sich die Frage stellen, ob Galvanismus vorhanden ist. Basierend auf den in der Literatur erwähnten Ergebnissen (s. Abschn. 4.3.2) läßt sich sagen, daß dem Galvanismus höchstwahrscheinlich keine wichtige Rolle in der Ätiologie von BMS zukommt, besonders nicht beim Fehlen von Schleimhautveränderungen. Daher ist es nicht gerechtfertigt, routinemäßige Stromstärkemessungen an verschiedenen Stellen der Bezahnung durchzuführen. Ähnliches gilt mehr oder weniger für Okklusionsstörungen (s. Abschn. 4.3.4) und Mundhygiene (s. Abschn. 4.3.5).
- Beim Fehlen von Schleimhautveränderungen ist eine Überweisung zur Allergietestung nicht indiziert.
- Bei Patienten mit Teil- oder Vollprothesen sollte auf korrekte Okklusion, Artikulation, Stabilität usw. geachtet werden (s. Abschn. 4.2.2). Beim Fehlen von sichtbaren Schleimhautveränderungen ist eine Untersuchung auf mögliche Akrylatüberempfindlichkeit nicht erforderlich (s. Abschn. 4.2.3).
- Messungen des Speichelflusses und des Elektrolytgehalts des Speichels haben keinen allzu großen Einfluß auf die Behandlung der Symptome bei BMS und sollten daher nicht routinemäßig durchgeführt werden (s. Abschn. 5.6).
- Routineblutuntersuchungen sowie die Bestimmung von Glukose in Plasma und Urin sollten nur auf ausdrücklichen Wunsch des Patienten und nicht routinemäßig durchgeführt werden. Dies kann ähnlich für den Östrogenspiegel bei Frauen und die Bestimmung anderer Werte, wie Rheumafaktor (RF) und antinu-

kleären Faktor (ANA), gesagt werden. Neueren Veröffentlichungen in der Literatur zufolge kann es nützlich sein, den Vitamin-B-Status, z. B. $B_1$, $B_2$, $B_6$, zu ermitteln (s. Abschn. 5.2.3). Eine Therapie ist nur im Falle eines Vitaminmangels indiziert.

- Beim Fehlen einer organischen Ursache sollte an mögliche Nebenwirkungen von Medikamenten gedacht werden (s. Abschn. 5.7). Das Austauschen von Medikamenten kann man tatsächlich als diagnostisches Hilfsmittel betrachten. Ziel des Medikamentenwechsels ist es, ein alternatives Arzneimittel zu finden, das dieselbe Wirkung wie das vorher verordnete, jedoch geringere orale Nebenwirkungen, wie Mundtrockenheit, besitzt[94]. Falls keine Alternative zur Verfügung steht, so ist eine niedrigere Dosierung manchmal hilfreich. Zusätzlich kann eine Verteilung auf mehrere kleine, häufiger eingenommene Dosen die unerwünschten Wirkungen reduzieren. Unabhängig von der Art des Medikaments, das ein anderer Kollege bereits verordnet hat, sollte dieses am besten nicht ohne Rücksprache mit diesem Kollegen verändert werden.

## 8.4 Behandlungskonzept des idiopathischen BMS

Zu diesem Zeitpunkt benötigt der Patient detaillierte Informationen über sein Problem. Wenn möglich, sollte der Lebensgefährte oder ein anderer naher Verwandter beim folgenden Gespräch mit dem Patienten anwesend sein. Die Aufklärung sollte zumindest die Hauptpunkte des Syndroms umfassen.

### 8.4.1 Patientenaufklärung

- BMS ist ein eher seltenes, aber sicherlich kein exotisches Syndrom, das häufiger Frauen in der Menopause und Postmenopause betrifft als Männer. Nicht viele Ärzte und Zahnärzte sind mit den Zeichen und Symptomen dieses Syndroms vertraut, was vielleicht die verschiedenen und oft gegensätzlichen Ratschläge erklärt, die der Patient in der Vergangenheit eventuell erhalten hat.
- In vielen Fällen ist die Ätiologie unbekannt, was bei dem Patienten zu einer Vielzahl von Spekulationen, einschließlich der Angst vor einer zugrundeliegenden malignen Erkrankung, füh-

ren kann. Dadurch, daß man die Unwahrscheinlichkeit einer solchen Befürchtung ausführlich erörtert, werden einige Patienten restlos beruhigt sein und weder eine weitere Therapie noch eine Nachsorge benötigen: „Da ich jetzt weiß, daß es sich um eine gutartige Veränderung handelt, kann ich damit leben."

- Eine andere von Patienten häufig geäußerte Vermutung ist die Möglichkeit einer Allergie auf Nahrungsmittel, Zahnpasta, Kaugummi usw.. Wie schon erwähnt, ist dies genau wie Rauchen und Alkoholgenuß höchst selten, wenn überhaupt Ursache von BMS-Beschwerden.
- Wie bei anderen Beschwerden oder Erkrankungen, für die keine bestimmte Ursache gefunden werden kann, so muß auch hier die Möglichkeit einer zugrundeliegenden psychischen Ursache in Betracht gezogen werden. Es sollte zum Ausdruck gebracht werden, daß weit häufiger langanhaltende und starke Beschwerden den Gemütszustand von jemand beeinflussen als umgekehrt. Je nach Reaktion des Patienten auf diese Äußerung kann man sich zum Thema der nichtsomatischen Ursachen von Erkrankungen im allgemeinen und BMS im besonderen seine Gedanken machen. Manche Patienten fragen sich selbst, inwieweit Streß und emotionale Aufregung ihre Beschwerden beeinflussen. In diesem Falle kann man dem Patienten erklären, daß Streß und Nervosität die Symptome verschlimmern können, aber es schwer vorstellbar ist, daß Nervosität eine Hauptrolle bei der Entstehung der Symptome spielt.
- Auch wenn die Patienten von sich aus zugeben, daß sie schwere und widrige Lebenssituationen durchgemacht haben oder immer noch durchmachen, so ist Vorsicht angezeigt, auf dieses Thema näher einzugehen. Wenn der Kliniker nicht ausgebildet ist, eine professionelle psychologische Beratung durchzuführen, so fühlt sich der Patient vielleicht letztendlich, nachdem er seine persönlichen Probleme und Gefühle offengelegt hat, mehr oder weniger betrogen. Vielmehr kann man dem Patienten empfehlen, die Sache nochmals zu überdenken und eine mögliche psychiatrische Behandlung in Erwägung zu ziehen. Es besteht weiterhin die Chance, daß der Patient die Beratung in mancherlei Hinsicht und nicht nur in bezug auf seine brennenden Beschwerden als äußerst wohltuend empfindet.
- Im Zusammenhang mit dem vorherigen Punkt sollte die mögliche Rolle von oralen Gewohnheiten, wie Zungenpressen oder Zähneknirschen, beachtet werden (s. Abschn. 7.4). TESNIER

empfahl sogar bei allen Fällen von idiopathischem BMS zuerst den Schmerz zu behandeln und dann Immobilisationsübungen mit der Zunge durchzuführen, um die bis dahin unbewußten Bewegungen ins Bewußtsein zu rufen[98]. TESNIER vertrat die Ansicht, daß der Patient die Zungenspitze für 30 Sekunden, 1 Minute, 2 Minuten usw. an die linguale oder palatinale Fläche der Incisivi legen und dies solange fortführen soll, bis er die Bewegungen seiner Zunge wirklich unter Kontrolle hat.

- Es sollte dem Patienten klargemacht werden, daß im Hinblick auf die kaum bekannte Ätiologie des BMS eine Behandlung bestenfalls symptomatisch sein kann.
- Sogar bei Patienten, die über viele Monate oder sogar Jahre an BMS leiden, können die Symptome irgendwann spontan verschwinden. Andererseits können die Symptome bei einer gewissen Zahl von Patienten mehr oder weniger lebenslang bestehen. Jedoch ist es die Erfahrung des Autors, daß sich die Patienten in der Mehrzahl dieser Fälle irgendwie an die Symptome gewöhnt und es aufgegeben hatten, nach einer erfolgreichen Therapie zu suchen. In der Tat gibt es keine gut dokumentierten Langzeituntersuchungen für eine große Zahl der Patienten, die an idiopathischem BMS leiden[62].

### 8.4.2 Wenn der Patient nicht behandelt werden möchte

Nach einer guten Aufklärung über die verschiedenen Aspekte des BMS bestehen viele Patienten nicht auf einer weiteren Behandlung. Vor allem diejenigen, die Angst vor einer zugrundeliegenden malignen Erkrankung hatten, sind vielleicht sehr erleichtert. Auf jeden Fall sollte dem Patienten ein Nachsorgetermin in 3 – 6 Monaten angeboten werden. Einige werden ihn glücklich annehmen, während andere angesichts des zu erwartenden chronischen Verlaufs der Symptome nach dem Sinn einer solchen Beratung fragen werden.

### 8.4.3 Wenn der Patient behandelt werden möchte

Obwohl sie über das Fehlen von therapeutischen Maßnahmen informiert sind, wird eine Anzahl von Patienten auf einer weiteren Behandlung und Diagnostik bestehen. Vor allem im Hinblick auf letzteres scheint es vertretbar, dem Wunsch des Patienten in gewissem Umfang Rechnung zu tragen und z. B. Allergietests durchzuführen oder Abstriche zum Anlegen von Kulturen abzunehmen, auch wenn der Kliniker selbst dazu keine Veranlassung sieht. Solche Tests sind vielleicht kostspielig, fügen dem Patienten jedoch in keiner Weise Schaden zu.

Der Kliniker sollte dem Wunsch des Patienten nach jeglicher Art von zahnärztlicher oder chirurgischer Therapie mit einer umstrittenen Indikation skeptisch gegenüberstehen. Man lehnt eine Behandlung unter diesen Umständen eher ab und nimmt die Mißbilligung des Patienten, was fehlende Kompetenz des Klinikers angeht, in Kauf, als hinterher vom Patienten beschuldigt zu werden, daß man eine Therapie durchgeführt hat, die seine Beschwerden verschlechtert hat. („Doktor, als ich zu Ihnen kam, hatte ich ein schweres orales Problem, aber ich konnte es ertragen. Nachdem Sie mich behandelt haben, hat sich mein Problem wesentlich verschlimmert. Was haben Sie getan?") Unter solchen Umständen wird das Arzt-Patient-Vertrauensverhältnis oft zerstört. Die üblichen oral angewandten Schmerzmittel können die Symptome für einige Stunden lindern. Jedoch haben die meisten BMS-Patienten eine Abneigung bei dem Gedanken, auf mehr oder weniger unabsehbare Zeit jeden Tag viele Tabletten einnehmen zu müssen, und lehnen die Verwendung solcher Schmerzmittel ab.

Sogar wenn sie verstanden haben, daß es keine einheitliche Behandlungsmethode gibt, bestehen manche Patienten auf der Verordnung einer Mundspülung oder bitten um eine medikamentöse Therapie. Zu diesem Zweck kann man sich überlegen, ob man für einige Wochen oder sogar Monate ein Antimykotikum, wie Nystatin, verordnet, auch wenn keine Kultur angelegt wurde oder diese negativ war (s. Abschn. 4.1.1).

Eine andere mögliche, eher empirische Verordnung besteht aus Wattepellets, die mit einer Lösung aus 7%iger Salizylsäure in 70%igem Alkohol getränkt sind und für ca. 10 Sekunden auf die brennenden Stellen gelegt werden, so wie es zur palliativen Behandlung einer Landkartenzunge üblich ist (Henricsson und Axell[47]). Gleich danach sollte der Patient seinen Mund mit Wasser ausspülen. Dies kann mehrmals täglich wiederholt werden. Anstelle der lokalen Applikation der Salizylsäurelösung kann eine spezielle Spülflüssigkeit benutzt werden; auch dies basiert nicht auf den Ergebnissen einer kontrollierten Doppelblindstudie, sondern wurde empirisch gewonnen. Auch wenn es sich um einen Placeboeffekt handelt, so ist es doch befriedigend, daß man dem Patienten eine für ihn neue Mundspülung verschreiben kann (Tab. 8-2).

Die Anwendung einer zähflüssigen Lösung aus 2%igem Lido-

Tabelle 8-2:
**Mundspülung bei BMS-Symptomatik**

Rp.

| | |
|---|---|
| Salicylsäure | 300 mg |
| Vanillin | 10 mg |
| Alkohol 96% in Wasser | 5 ml |
| Sorbitlösung | 20 ml |
| Aqua dest. | 100 ml |

Herstellen einer Lösung

Sig: Mit einen Teelöffel voll unverdünnter Lösung 2 mal tägl. (nach den Mahlzeiten) den Mund spülen. Nicht schlucken!

cainhydrochlorid in Carboxymethylzellulose, Natrium und Wasser mit Zusatz von Farb- und Geschmacksstoffen findet bei BMS-Patienten keinen großen Anklang. Offensichtlich hält die analgesierende Wirkung nur sehr kurz an.

Bei Patienten, bei denen mit keiner der bisher vorgeschlagenen Behandlungsmethoden eine Besserung erzielt werden konnte, kann eine mögliche Verordnung von Psychopharmaka erwogen werden. Es hängt stark von der Qualifikation des Klinikers ab, ob er die geeignete Person ist, Medikamente, wie Librium^R oder ein trizyklisches Antidepressivum, zu verordnen.

Eine Zahl von Patienten wird eine vorgeschlagene medikamentöse Therapie ablehnen und es vorziehen, mit dem Problem so fertig zu werden.

Falls der Kliniker oder der Patient es für nötig hält, einen anderen Spezialisten hinzuzuziehen, so helfen sie dem Patienten, nicht in eine „Doktoren-Mühle“ zu geraten, in der er von einem zum nächsten überwiesen wird.

Setzen Sie die Erwartungen des Patienten in die Konsultation eines anderen Arztes nicht zu hoch. Dies kann nur die Enttäuschung verstärken, wenn der Kollege keine Lösung für das Problem anzubieten hat.

Bieten Sie dem Patienten auf jeden Fall an, daß er die Möglichkeit hat, weiter mit Ihnen über sein Problem zu reden. Dazu kann man einen festen Nachsorgetermin in der näheren Zukunft vereinbaren oder dem Patienten vorschlagen, daß er, wenn immer er es für nötig hält, einen solchen Termin vereinbaren kann.

Zeigen Sie, daß Sie das Problem des Patienten verstehen und ernst nehmen. In der Mehrzahl der Fälle wird dann aus einem offensichtlich unlösbaren Problem eines, das leicht zu handhaben ist.

# Literaturverzeichnis

1. Ali A, Bates JF, Reynolds AJ, et. al. The burning mouth sensation related to the wearing of acrylic dentures: an investigation. Br Dent J 1986; **161:** 444–447
2. American Psychiatric Association (APA). Diagnostic and statistical manual of mental disorders, 3. Aufl., Washington DC, 1983
3. Axéll T. A prevalence study of oral mucosal lesions in an adult Swedish population. Thesis. Odontol Revy 1976; **27:** Suppl. 36
4. Axéll T, Holmstrup P, Kramer IRH, et al. International seminar on oral leukoplakia and associated lesions related to tobacco habits. Community Dent Oral Epidemiol 1984; **12:** 146–154
5. Axéll T, Nilner K, Nilsson, B. Clinical evaluation of patients referred with symptoms related to oral galvanism. Swed Dent J 1983; **7:** 169–178
6. Bànoʼczy J, Szabó L, Csiba A. Migratory glossitis: a clinical-histological review of seventy cases. Oral Surg, Oral Med, Oral Pathol 1975; **39:** 113–121
7. Basker RM, Sturdee DW, Davenport JC. Patients with burning mouths. A clinical investigation of causative factors, including the climacteric and diabetes. Br Dent J 1978; **145:** 9–16
8. Bäurle G, Schönberger A. Glossodynie–Indikation zur Epikutantestung? Z Hautkr 1986; **61:** 1175–1184
9. Bell WE. Orofacial Pains. Classification, Diagnosis, Management. 4. Aufl., Chicago-London-Boca Raton: Year Book Medical Publ Inc., 1989
10. Bergmann M, Ginstrup O, Nilsson B. Potentials of and currents between dental metallic restorations Scand J Dent Res 1982; **90:** 404–408
11. Blasberg B, Remick RA, Miles JE. The psychiatric referral in dentistry: indications and mechanisms. Oral Surg, Oral Med, Oral Pathol 1983; **56:** 368–371
12. Breustedt von A, Höcker M. Zungenveränderungen beim alten Menschen. Zahn-, Mund- und Kieferheilkunde 1978; **66:** 589–597
13. Brody HA, Prendergast JJ, Silverman S. The relationship between oral symptoms, insulin release, and glucose intolerance. Oral Surg, Oral Med, Oral Pathol 1971; **31:** 777–782
14. Brooke RI. Atypical odontalgia. Oral Surg, Oral Med, Oral Pathol 1980; **49:** 196–199
15. Brown EB. Iron deficiency anemia. In: Wynn–Gaarden JB, Smith LH (Hrsg.). Cecil's textbook of medicine. 16. Aufl., Philadelphia: WB Saunders Company, 1982: 844–851
16. Browning S, Hislop S, Scully C, et al. The association between burning mouth syndrome and psychological disorders. Oral Surg, Oral Med, Oral Pathol 1987; **64:** 171–174

17. Cattel RB, Eber HW, Tatsuoka M. Handbook for the 16 PF Questionnaire. Champaign, Illinois: Institute of Personality and Ability Testing, 1970
18. Chinn H, Brody H, Silverman S, et al. Glucose tolerance in patients with oral symptoms. J Oral Ther Pharmacol 1966; **2:** 261–269
19. Chosak A, Zadik D, Eidelmann E. The prevalence of scrotal tongue and geographic tongue in 70 359 Israeli schoolchildren. Community Dent Oral Epidemiol 1974; **2:** 253–257
20. Dreizen S, Levy BM, Stern MH, et al. Human lingual atherosclerosis. Arch Oral Biol 1976; **19:** 813–816
21. Engman MF. Burning tongue. Arch Dermatol Syphil 1920; **6:** 137–138
22. Epstein JB, Pearsall NN, Truelove EL. Oral candidiasis: effects of antifungal therapy upon clinical signs and symptoms, salivary antibody, and mucosal adherence of Candida albicans. Oral Surg, Oral Med, Oral Pathol 1981; **51:** 32–36
23. Eysenck HJ, Eysenck SBG. Manual of the Eysenck Personality Questionnaire. London: Hodder and Stoughton, 1975
24. Feinmann C, Harris M. Psychogenic facial pain. Part 1. The clinical presentation. Br Dent J 1984; **156:** 165–168
25. Feinmann C, Harris M. Psychogenic facial pain. Part 2. Management and prognosis. Br Dent J 1984; **156:** 205–208
26. Ferguson MM, Carter J, Boyle P, et al. Oral complaints related to climacteric symptoms in oophorectomized women. J R Soc Med 1981; **74:** 491–498
27. Friction JR, Kroening R, Haley D, et al. Myofascial pain syndrome of the head and neck: a review of clinical characteristics of 164 patients. Oral Surg, Oral Med, Oral Pathol 1985; **60:** 615–623
28. Gallagher FJ, Baxter DL, Denobile J, et al. Glossodynia, iron deficiency anemia, and gastrointestinal malignancy. Report of a case. Oral Surg, Oral Med, Oral Pathol 1988; **65:** 130–133
29. Glick D, Ben-Aryeh H, Gutman D, et al. Relation between idiopathic glossodynia and salivary flow rate and content. Int J Oral Maxillofac Surg 1976; **5:** 161–165
30. Goldberg DP, Cooper B, Eastwood MR, et al. A standard psychiatric interview for use in community surveys. Br J Prev Soc Med 1970; **24:** 18–22
31. Goldberg DP, Hillier VF. A scaled version of the General Health Questionnaire. Psychol Med 1978; **8:** 1–7
32. Gorsky M, Silverman S, Chinn H. Burning mouth syndrome: a review of 98 cases. J Oral Med 1987; **42:** 7–9
33. Goss AN. Sore tongue. New Zeal Dent J 1973; **69:** 194–201
34. Grushka M. Clinical features of burning mouth syndrome. Oral Surg, Oral Med, Oral Pathol 1987; **63:** 30–36
35. Grushka M, Sessle BJ. Demographic data and pain profile of burning mouth syndrome (BMS). J Dent Res 1985; **64:** 1648
36. Grushka M, Sessle BJ. Burning mouth syndrome: A historical review. Clin J Pain 1987; **2:** 245–252
37. Grushka M, Sessle BJ, Howley TP. Psychophysical assessment of tactile pain and thermal sensory functions in burning mouth syndrome. Pain 1987; **28:** 169–184
38. Grushka M, Shupak R, Sessle BJ. A rheumatological investigation of 27 patients with Burning Mouth Syndrome. J Dent Res 1986; **26:** 533
39. Hampf G. Dilemma in treatment of patients suffering from orofacial dysaesthesia. Int J Oral Maxillofac Surg 1987; **16:** 397–401

40. HAMPF G, VIKKULA J, YLIPAEVALNIEMI P, et al. Psychiatric disorders in orofacial dysaesthesia. Int J Oral Maxillofac Surg 1987; **16:** 402–407
41. HANEKE E. Psychische Aspekte der Glossodynie. Dtsch med Wschr 1978; **103:** 1302–1305
42. HANEKE E. Das Krankheitsbild der sogenannten Glossodynie. Eine Synopsis klinischer und histomorphologischer Untersuchungen unter besonderer Berücksichtigung vergleichender histologischer und fluoreszens-histochemischer Befunde. Med Habil Schrift, Erlangen, 1978
43. HANEKE E. Zungen- und Mundschleimhautbrennen; Klinik, Differentialdiagnose, Aetiologie, Therapie. München–Wien: Carl Hanser Verlag 1980
44. HARRIS M, DAVIES G. Psychiatric disorders. In: JONES JH, MASON DK (Hrsg.). Oral manifestations of systemic disease. London: WB Saunders, 1980: 439–453
45. HAZZARD WR. Leading the health care team for the elderly. In: PETERSDORF RG, et al. (Hrsg.). Harrison's Principles of Internal Medicine. New York: McGraw-Hill Book Co., 1983
46. HELFMAN RJ. The treatment of geographic tongue with topical retin-A-solution. Cutis 1979; **24:** 179–180
47. HENRICSSON V, AXÉLL T. Palliative treatment of geographic tongue. Swed Dent J 1980; **4:** 129–134
48. HOLLANDER L. Galvanic burns of the oral mucosa. JAMA 1932; **99:** 393–394
49. HUGHES-JONES NC. Lecture notes in haematology. 3. Aufl., Oxford: Blackwell Scientific Publications, 1979
50. HUGHES AM, HUNTER S, STILL D, et al. Psychiatric disorders in a dental clinic. Br Dent J 1989; **166:** 16–19
51. HUGOSON A. Results obtained from patients referred for the investigation of complaints related to oral galvanism. Swed Dent J 1986; **10:** 15–28
52. HUME WJ. Geographic stomatitis: a critical review. J Dent 1975; **3:** 24–43
53. International Association for the Study of Pain, Subcommittee on Taxonomy. Classification of chronic pain: descriptions of chronic pain syndromes and definitions of pain terms. Pain 1986 (suppl. 3)
54. JACOBS A, CAVILL I. The oral lesions of iron deficiency anaemia: pyridoxine and riboflavin status. Br J Haematol 1968; **14:** 291–294
55. JONTELL M, HARALDSON T, PERSSON L-O, et al. An oral and psychosocial examination of patients with presumed oral galvanism. Swed Dent J 1985; **9:** 175–185
56. KAABER S, THULIN H, NIELSEN E. Skin sensitivity to denture base materials in the burning mouth syndrome. Contact Dermatitis 1979; **5:** 90–96
57. KATZ J, BENOLIEL R, LEVINER E. Burning mouth sensation associated with fusospirochetal infection in edentulous patients. Oral Surg, Oral Med, Oral Pathol 1986; **62:** 152–154
58. KONZELMAN JL. Glossodynia: a case report. J Craniomand Pract 1985; **3:** 82–83
59. KUTSCHER AH, CHILTON NW. Dolorimetric evaluation of idiopathic glossodynia. New York State Dent J 1952; **18:** 31–34
60. LAMB AB, LAMEY P–J, REEVE PE. Burning mouth syndrome: psychological aspects. Br Dent J 1988; **165:** 256–260
61. LAMEY P-J, HAMMOND A, ALLAM BF, et al. Vitamin status of patients with burning mouth syndrome and the response to replacement therapy. Br Dent J 1986; **160:** 81–84

62. LAMEY P-J, LAMB AB. Aetiological factors in burning mouth syndrome: A prospective study. Br Med J 1988; **296:** 1243–1246
63. LAMEY P-J, LAMB AB. The usefulness of the HAD scale in assessing anxiety and depression in patients with burning mouth syndrome. Oral Surg, Oral Med, Oral Pathol 1989; **67:** 390–392
63a LAMEY PJ, LEWIS MAO. Oral medicine in practice: burning mouth syndrome. Br Dent J 1989; **167:** 197–200
64. LAUFER CH. Aspects psychosomatique des glossodynies. Actual Odontostomatol 1974; **108:** 661–666
65. LEE R, SPENCER PSJ. Antidepressants and pain: a review of the pharmacological data supporting the use of certain tricyclins in chronic pain. J Int Med Res 1977; **5:** Suppl. 146–156
66. VAN LOON LAJ, ELSAS PW, VAN JOOST TH, et al. Test battery for metal allergy in dentistry. Contact Dermatitis 1986; **14:** 158–161
67. LUHN J-P, DONATH K, HANEKE E. Veränderungen der Lippenspeicheldrüsen bei Glossodynie. HNO 1981; **29:** 10–16
68. LUNDSTRÖM IMC. Incidence of diabetes mellitus in patients with oral lichen planus. Int J Oral Maxillofac Surg 1983; **12:** 147–152
69. LUNDSTRÖM IMC. Allergy and corrosion of dental materials in patients with oral lichen planus. Int J Oral Maxillofac Surg 1984; **13:** 16–24
70. MAIN DMG, BASKER RM. Patients complaining of a burning mouth. Further experience in clinical assessment and management. Br Dent J 1983; **154:** 206–211
71. MCCABE JF, BASKER RM. Tissue sensitivity to acrylic resin. A method of measuring the residual monomer content and its clinical application. Br Dent J 1976; **140:** 347–350
72. Mental Disorders: Glossary and Guide to their Classification in accordance with the ninth revision of the International Classification of Diseases. Genf: WHO 1978
73. MOCK D, FRYDMAN W, GORDON AS. Atypical facial pain: A retrospective study. Oral Surg, Oral Med, Oral Pathol 1985; **59:** 472–474
74. MONTGOMERY SA, ASBERG M. A new depression scale designed to be sensitive to change. Br J Psychiatry 1979; **134:** 382–389
75. OLES RD. Prediabetic glossodynia responsive to diet. J Michig Dent Ass 1979; **61:** 305–307
75a PETERSEN JK, MILGROM P. Pain relief in the orofacial regions. Kopenhagen: Munksgaard, 1989
76. PINDBORG JJ. Atlas of Diseases of the Oral Mucosa. 4. Aufl., Kopenhagen: Munksgaard, 1985: 234
77. PISANTI S, RAFAELY B, POLISHUK WZ. The effect of steroid hormones on buccal mucosa of menopausal women. Oral Surg, Oral Med, Oral Pathol 1975; **40:** 346–353
78. VAN DER PLOEG HM, VAN DER WAL N, EIJKMAN MAJ, et al. Psychological aspects of patients with burning mouth syndrome. Oral Surg, Oral Med, Oral Pathol 1987; **63:** 664–668
79. QUINN JH. Glossodynia. J Am Dent Ass 1965; **70:** 1418–1421
80. REEVE P, STAFFORD GD, HOPKINS R. The use of Cattell's personality profile in patients who have had preprosthetic surgery. J Dent 1982; **10:** 121–130
81. REEVE P, WATSON C, STAFFORD GD. The role of personality in the management of complete denture patients. Br Dent J 1984: **156:** 356–362

82. Remick RA, Blasberg B. Barton JS, et al. Ineffective dental and surgical treatment associated with atypical facial pain. Oral Surg, Oral Med, Oral Pathol 1983; **55:** 355–358
83. Rushton JG, Stevens JC. Miller RH. Glossopharyngeal (Vago-glosso-pharyngeal) Neuralgia. Arch Neural 1981; **38:** 201–205
83a Samaranayaka LP, Lamb AB, Lamey P-J, MacFarlane TW. Oral carriage of *Candida* species and coliforms in patients with burning mouth syndrome. J Oral Pathol Med 1989; **18:** 233–235
84. Schoenberg B. Psychogenic aspects of the burning mouth. New York State Dent J 1967; **33:** 467–473
85. Scott J, Huskisson EL. Graphic representation of pain. Pain 1976; **2:** 175–184
86. Schmitt RJ, Sheridan PJ, Rogers RS. Pernicious anemia with associated glossodynia. JADA 1988; **117:** 838–840
87. Schroff J. Painful (burning) tongue of foliate papilla (lymphoid follicle). J Oral Maxillofac Surg 1960; **18:** 207–217
88. Sharp GE. The hot tongue syndrome. Etiology and treatment. Arch. Otolaryngol 1967; **85:** 112–114
89. Sharp GS. Burning tongue in menopause – An indicator of alimentary tract dysfunction. JAMA 1976; **235:** 307
90. Sindet-Pedersen S, Petersen JK, Götzsche PC. Incidence of pain conditions in dental practice in a Danish county. Community Dent Oral Epidemiol 1985; **13:** 244–246
91. Sluder G. Some clinical observations on the lingual tonsil concerning goitre, glossodynia and facial infection. Am J Med Sci 1918; **156:** 248–252
92. Snaith RP, Taylor CM. Rating scales for depression and anxiety: A current perspective. Br J Clin Pharmac 1985; **19:** 175–205
93. Spens E. Untersuchungen zum Ursachenkomplex des Mundschleimhaut- und Zungenbrennen Stomatol (DDR) 1981; **31:** 329–339
94. Sreebny LM, Schwartz SS. A reference guide to drugs and dry mouth. Gerodontology 1986; **5:** 75–99
95. Sternbach RA, Timmermans G. Personality changes associated with reduction of pain. Pain 1975; **1:** 177–181
96. Svedja J, Janota M. Scanning electron microscopy of the papillae foliatae of the human tongue. Oral Surg, Oral Med, Oral Pathol 1974; **37:** 208–216
97. Syrjänen S, Piironen P, Yli-Urpo A. Salivary content of patients with subjective symptoms resembling galvanic pain. Oral Surg, Oral Med, Oral Pathol 1984; **58:** 387–393
98. Tesnier D. Quelques idées sur l'étiologie et le traitment des glossodynies. Revue de Stomatol 1975; **76:** 417–421
99. Travell JG, Simons DG. Myofascial Pain and Dysfunction: The Trigger Point Manual. Baltimore: Williams and Wilkins, 1983: 273–281
100. Wagner I–V. Ein Beitrag zur Deutung und Differenzierung der Begriffe Stomatitis prothetica and Glossalgie bzw. Stomatodynie. Stomatol (DDR) 1979; **29:** 679–683
101. Wagner I-V. Möglichkeiten der Objektivierung des Syndroms der Glossalgie und Stomatodynie. 1. Mitteilung: Quantitative Speichelmessungen. Zahn-, Mund- u. Kieferheilkd 1984; **72:** 211–216

102. Wagner I–V. Möglichkeiten der Objektivierung des Syndroms der Glossalgie und Stomatodynie. 2. Mitteilung: Untersuchungen zur Sensibilitätsschwelle. Zahn-, Mund- u. Kieferheilkd 1984; **72:** 316–319
103. Wagner I–V. Möglichkeiten der Objektivierung des Syndroms der Glossalgie und Stomatodynie. 3. Mitteilung: Stereognostische Untersuchungen. Zahn-, Mund- u. Kieferheilkd 1984; **72:** 425–430
104. Wagner I-V, Lange E. Zur Frage der psychischen Disposition bei Glossalgie- und Stomatodynie-Patienten. ZWR 1984; **93:** 216–218
105. Wakkers-Garritsen BG, Timmer LH, Nater JP. Etiological factors in the denture sore mouth syndrome: an investigation of 24 patients. Contact Dermatitis 1975; **1:** 337–343
106. Willemsen WL, Opdam NJM, Verdonschot EHAM. Tandheelkundeonderwijs met betrekking tot pijn: een probleemverkenning. Ned Tijdschr Tandheelkd 1987; **94:** 444–447
107. Zegarelli DJ. Burning mouth: an analysis of 57 patients. Oral Surg, Oral Med, Oral Pathol 1984; **58:** 34–38
108. Zilli C, Brooke RI, Lau CL, et al. Screening for psychiatric illness in patients with oral dysesthesia by means of the General Health Questionnaire – twenty eight item version (GHQ-28) and the Irritability, Depression and Anxiety Scale (IDA). Oral Surg, Oral Med, Oral Pathol 1989; **67:** 384–389
109. Zumkley H. Prothesenunverträglichkeit aus internistischer Sicht. Dtsch zahnärztl Z 1976; **31:** 8–9

# Sachverzeichnis